몸에 좋은 자연요법

김창무 지음

지혜의나무

몸에 좋은 자연요법

차례

생활 속의 건강 지혜

자연의 산물을 먹는 것, 그것이 자연식이다

이 지구상에서 살고 있는 동물들은 모두 먹이를 먹고 살고 있다. 그들은 고기를 먹고 사는 육식동물 그리고 풀이나 나뭇잎을 먹고 사는 초식동물, 풀·곡식·육류 그 밖의 것을 섞어서 먹는 잡식동물 등으로 나뉜다.

그 가운데 사람은 잡식동물에 속하는데, 사는 지역과 인종에 따라서 먹고 사는 것이 각기 다르다.

동양 사람들은 주로 곡식과 채소를 먹고 살고, 서양 사람들은 밀가루로 만든 빵과 고기를 먹고 산다. 그에 따라 생김새나 장의 길이는 다르다.

어쨌거나 동물은 동물이나 식물을 먹이로 먹고 산다. 그런데 그들의 먹이가 되는 것은 모두가 태양에너지와 우주에너지에 의해서 생육된다.

조금 빗나간 얘기이지만, 우주에너지와 태양에너지란 실로 상상을 초월하는 위대한 힘을 가지고 있다.

예를 들어, 바닷가에 나가 보면 하루 종일 쉴 새 없이 파도가 밀려왔다가는 다시 밀려가기를 반복하고 있다. 이것은 달과 태양의 인력에 의한 것이며, 그 반복된 운동에 의해서 1분 동안 18번을 되풀이하고 있는데, 이 18번이란 숫자를 기억해 둘 필요가 있다.

정상적이고 건강한 사람의 체온은 36℃이고, 맥박은 72번이다.

숨 쉬는 횟수는 1분에 18번이다. 이러고 보면 18이란 수와 무슨 관계가 있는 듯한 느낌이 들지 않는가?

우주에너지와 태양에너지는 우리네 삶과 어떤 관계가 있는 것일까? 바닷물이 드나드는 횟수의 숫자, 18과 우리네 호흡수의 18, 그리고 호흡을 통해서 몸 안으로 들어간 산소가 연소되어 생긴 체온이 36℃, 양분과 산소를 얻어 활동하는 심장의 박동수 72에는 분명 어떤 관계가 있는 것 같지 않은가?

본론으로 들어가자. 우리는 음식을 먹고 산다. 그리고 그 음식은 태양에너지와 우주에너지에 의해서 생육된 것이고, 그 음식도 잘못 먹으면 병이 생긴다. 그런데 병이 생기면 또한 음식으로 이것을 고친다. 즉, 이런 음식을 우리는 약이 되는 식물이라고 부른다. 그래서 약과 음식은 근본이 같다는 뜻에서 약식동원(藥食同源)이라는 말이 생겼다.

인류가 살아오는 동안에 경험을 통하여 먹을 수 있는 것과 약이 되는 것들을 찾아 내었고, 또한 그 중에서 약이 되는 성분만을 추출하여 효과가 현저한 약품을 만들어 내기에 이르렀으며, 또한 그와 같은 성분을 자연계에서 찾아내어, 합성 조제한 것이 현대 의약품(화학합성 조제약품)들이다.

자연 그대로의 식물에서 약 성분을 섭취하는 한약은 시간이 걸리고 효과가 더디다. 그래서 연구해 낸 것이 속효성 양약이다. 그런데 이 양약(洋藥: 화학합성약)을 오래 쓰면, 그 잔류 물질이 반드시 부작용을 일으킨다.

그러나 생약인 한약이나 민간요법에서 사용하는 식물들에 의해서는 부작용이 생기지 않는다. 자연 그대로의 성분을 섭취하면 득은 있어도 해는 없다는 결론이다. 다시 말해서 우주에너지와 태양에너지를 듬뿍 받고 자란 식물을 이용하는 자연요법, 즉 민간요법(자연식)에는 뒤탈이 없다는 얘기이다.

사람의 배설물이나 음식 쓰레기, 동물들의 배설물 등을 짚, 풀, 나뭇잎 등과 섞어 자연 발효시킨 거름(퇴비)을 써서, 지어 얻은 곡식과 채소 그리고 과일을 싱싱한 상태로 먹고 살아온 것이 우리네 조상들이다. 이런 것들만을 먹고 살던 예전에는 질병이 지금과 같이 많지 않았다.

농약을 치고, 화학비료를 쓰고, 비닐하우스에서 계절을 무시하면서 감행한 농작물의 재배가 가져온 것이 풍요로운 농산물이긴 하지만, 그와 동시에 그것들은 인체에 해로운 물질, 즉 전에 없던 질병을 가져오게 된 것이다.

이 점을 생각해서 우리는 우리네 몸에 이로운 식물을 골라 먹을 필요가 있는 것이다. 육식을 하는 서양 사람들은 곡물식·채식을 주로 하는 우리들보다 창자의 길이가 훨씬 더 길다는 것은 앞에서도 언급한 바가 있다.

지구상에서 장수촌으로 알려진 곳에서 살고 있는 사람들의 환경과 식생활에 관해서는 알려진 바가 너무도 많은 까닭에 여기에서는 빼기로 하고 결론부터 말하면, 우리 건강을 유지하여 무병장수하기 위해서는 기본적으로 다음과 같은 것을 지켜야 한다.

1. 맑은 공기와 깨끗한 물을 마신다.
2. 자연식을 한다.

3. 알맞은 운동(노동)을 한다.

4. 마음 편하게 지내며 잠을 잘 잔다.

5. 잘 씹어서 먹고 잘 배설한다.

6. 살아 있음에 항상 감사한다.

따지고 보면 별스러운 것도 아니지만, 실상은 이것을 실행하기는 꽹장히 어려운 것이다. 그 이유는 이렇다.

첫째, 우리가 지금 맑은 공기와 맑은 물을 마시고 있는가? 그리고 그것이 우리의 뜻에 의해서 이루어지고 있는 것인가?

둘째, 자연식을 하는 방법을 아는가?

셋째, 알맞은 운동을 할 수 있는 조건이 되어 있는가? 여기서 조건이라는 말에 좀 의아해하겠지만, 사실 마음만 먹으면 언제 어디서든지 할 수 있는 것이 운동이다.

넷째, 먹고 살자니 노상 근심·걱정, 속상한 일투성이인데 어떻게 항상 마음 편하게 감사하면서 살 수가 있단 말인가? 그렇다. 이렇게 따지다 보면, 우리가 무병장수하기란 애당초 글렀단 말이 아닌가?

문제의 열쇠는 '마음먹기'에 달려 있다는 것이다. 모든 난관을 극복하면서, 이렇게 살기를 작정하고 실천하면 되는 수가 있다는 것을 알 것이다.

'안 된다'고 생각하고 살면 모든 것이 안 되고, '할 수 있다, 하면 된다'고 생각을 다지고, 이를 물고 한 가지씩 실천해 나가면 되는 수가 있는 법이다. 그러기 위해서 우선 다음과 같이 해 보시라!

1. 먼저, 하겠다는 의지를 다져라.
2. 저녁에 잘 때에 오늘 한 일을 반성해 보고 내일 할 일을 다짐하라.
3. 남의 탓을 하지 말고 자신의 노력 부족을 부끄럽게 여겨라.
4. 제 힘으로 살아가고 있는 것이 아니라, 자연의 힘과 남들의 힘에 의해서 살고 있는 것이라고 생각하고, 이에 대해 감사하라.

마음과 생각을 이렇게 고쳐먹고 한 가지씩 실천에 옮겨 보면, 삶에 희망이 생기고, 잠자리에서 일어날 때부터 생기가 돌고, 힘이 솟구치게 된다.

그 구체적인 방법은 각자가 자기의 성격과 체력과 능력에 따라 합당한 것을 경험을 통해서 스스로가 만들어 내야 한다. 남이 아무리 좋다 해도 제 마음에 안 맞고 제 몸에 합당치 않으면 아무것도 아니다.

'제 눈에 안경'이고 '제 입에 맞아야' 하며 '저 좋으면 그만'이다. 어차피 자기 인생은 자기가 사는 것이지, 남이 살아 주는 게 아니지 않은가? 느낌도 제가 느끼는 것이고 맛도 제가 느끼는 것이다. 제 마음에 맞는 방법으로서 남에게 폐가 되지 않을 뿐만 아니라, 나아가서 남에게도 도움이 되는 방법을 연구해서 실천해 보시라.

이제부터 펼쳐질 것은 우리 주변에 널려 있는 식물 가운데에서 우리가 흔히 먹고 있는 것이나, 아니면 생소한 것들이라도 그 속에는 어떤 성분이 들어 있으며, 우리가 모르는 사이에 어떻게 이용하고 있는가를 알게 해주는 내용들이다. 그것을 찾아 먹는 것,

그것이 곧 자연식이다. 많은 참고가 되기를 바라면서 이것을 알고 이용하는 바로 그것이 자연식을 실천하는 길이 되는 것임을 한 번 더 강조해 둔다.

나아가서 자연에서 생육된 그대로(예를 들어 과일의 경우 껍질에서 과육, 씨까지)를 먹는 이른바 '일물 전체식'을 자연식으로 주장하는 이가 있지만, 여기에서는 그만두고 다른 기회에 다시 언급하고자 한다.

몸에 좋은 자연요법

1 _ 가지

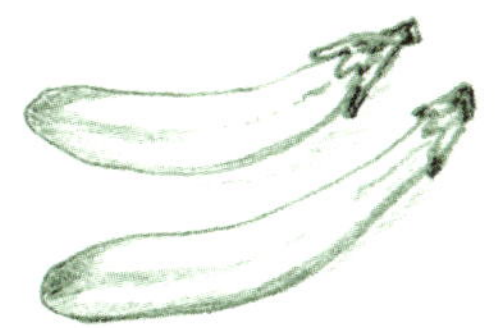

　가지과에 속하는 한해살이풀로서 여러 종류가 있으나, 예부터 우리나라에서 널리 가꾸어 먹어 온 식물(식품)이다.

　우리나라 고유의 가지 요리로는 가지김치, 가지누름적, 가지적, 가지전, 가지찜, 가지회(가지냉국) 등이 있다.

　가지(茄子)는 다른 채소에 비해 비타민이 적게 함유된 편이나, 무기질로서는 칼륨과 회분이 많고, 탄수화물이 가장 많다.

　약용 식물 사전에는 "가지를 날것을 썰어 피부에 문지르면 사마귀, 땀띠, 티눈 등이 없어지고, 가지꼭지를 달여 마시든가, 날가지를 먹으면 버섯 중독이 풀린다."고 했다.

　또 "가지 꼭지를 그늘에서 말려 달여서 마시면 기침이 멎는다."고 쓰여 있다. 그러나 일반적으로는 목소리를 쓰는 성우, 아나운서, 가수 등이 가지를 먹으면 목소리가 거칠어지므로 피하는 것이 좋은 것으로 알려져 있다.

　가지의 효능은 체온을 저하시키는 작용이 뚜렷하여, 혈액 속에 노폐물이 가득차서 혈압이 높은 사람, 동맥경화나 각혈, 토혈을 하는 사람에게 탁월한 효과를 나타낸다.

그러나 음성화시켜주는 식품으로, 냉증이 있는 사람, 또는 음성화해 있는 사람은 특히 겨울철에는 먹지 않는 것이 좋다.

가지는 식물성 기름과 궁합이 잘 맞는 식품으로 기름을 발라 굽거나 볶아 먹으면, 위장이 약한 사람에게도 효과적으로 지방산을 보급해 줄 수 있어서 좋다.

가지 이용법

▶ 주근깨를 없앤다 - 날가지를 썰어서 얼굴에 수시로 문질러준다.

▶ 생안손을 완화한다 - 가지 꼭지를 말려 달인다. 이 물을 식힌 다음 앓고 있는 생안손 부위를 담근다.

▶ 기침을 멈추게 한다 - 기침이 그치지 않을 때는 말린 가지 꼭지를 달인 물을 차처럼 마신다. 한 번에 4~5개 정도씩 달여 마시면 좋다.

2_ 감국

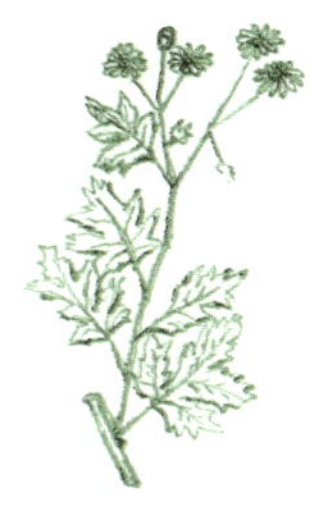

　감국(甘菊)은 국화과에 속하는 여러해살이풀로서, 따뜻한 지방에서 자생한다. 전초에 짧은 털이 있고, 잎은 호생하고 짙은 녹색으로 마주 보고 나며 타원형인데, 깃 모양으로 째져 있고 가을에 노란 꽃이 핀다.

　꽃이 예뻐 관상용으로 가꾸는데, 꽃은 약으로도 쓰이며 어린잎이나 새순은 데쳐서 나물로도 먹는다.

　꽃을 말려서 베갯속으로 쓰면 머리가 맑아지고 눈이 밝아진다.

　꽃을 따서 국화주를 빚어 마시면 강장주로도 효험이 있다.

　꽃을 따서 햇볕에 말린 것을 달여 마시면 감기로 오는 두통이나 어지러운 증세를 다스려 주고, 생잎으로 즙을 내어 종기가 난 데나 벌레 물린 데에 바르기도 한다. 그리고 그 즙에 식초를 섞어 두창(頭瘡), 습진, 기타 종기에 바르면 효과가 있다.

　잎을 달인 물은, 머리를 감거나 두피에 오래도록 잘 문질러 주면 머리가 빠지지 않는다고 한다. 또한 술로 몸을 헤친 사람은 꽃(말린꽃이나 생꽃)을 달여 마시면 좋다.

3_ 감인

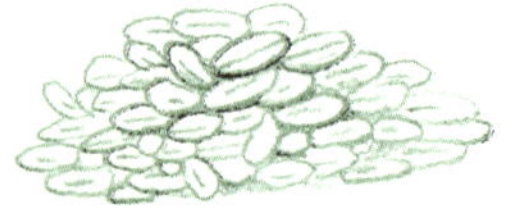

감인(芡仁)은 가시연밥의 씨를 말한다. 이 감인을 넣고 쑨 죽을 먹으면 신장(腎臟, 콩팥)이 튼튼해지고 정력을 증강시킨다.

조루(早漏)나 몽정(夢精)을 방지하고 빈뇨(오줌이 잦은 것)를 치료하며, 장복하면 몸이 가벼워질 뿐만 아니라 눈이 맑아진다. 그리고 무릎과 허리가 무겁고 아프며 쑤시고 무력한 데에 매우 도움이 된다고 한다.

감인죽을 쑤는 법과 먹는 법

감인과 쌀을 1대 3의 비율로 해서 죽을 쑤어 매 식전에 1공기씩 소금 간을 해서 먹는다.

4_ 감자

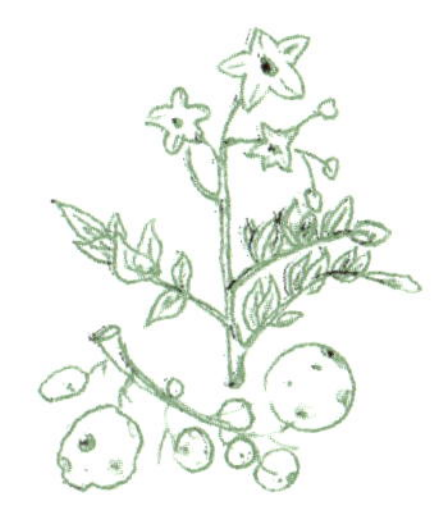

감자(馬鈴薯: 마령서)는 온 세계에서 재배되고 있으며, 독일 사람들은 빵과 함께 주식으로 하고 있다. 우리나라에서도 예전에는 두메산골 사람들이 좁쌀, 옥수수와 함께 주식으로 먹었다.

성분상으로 볼 때 주식으로 아무런 손색이 없는 감자는 전분질이 주요 성분이지만 열에 의해 잘 파괴되지 않는 비타민 C를 많이 함유하고 있는 알칼리성 식품이다. 당분이 적어 맛이 단백하며 섬유질도 적고 오렌지 종류에 비해 비타민 C도 적지만 다른 과일보다는 많다.

감자는 프랑스 말로 '대지(大地)의 사과'로 불리고 있으며, 사과나 복숭아와 마찬가지로 정장(整腸)작용, 육독(肉毒)의 해소 등 약효가 있기 때문에 고기 요리에 곁들여지는 이유도 여기에 있다.

육류를 많이 먹으면 혈액이 산성화하기 쉬워 우리 몸의 건강 밸런스에 좋지 않은 영향을 미치는데, 감자는 이러한 혈액의 산성화(酸性化)를 억제하는 작용을 한다.

또한 감자 속에는 헥틴질이 많다. 헥틴은 물과 만나 부드럽게 부풀어나는 성질이 있는데, 이런 작용은 장 내의 각종 자극물로부터 장벽(腸壁)을 보호해주는 역할을 하며, 변비에도 효과가 있다.

감자의 효능

감자가 우리 몸에 매우 이롭다는 것은 널리 알려진 사실인데, 특히 다음과 같은 주요 효능이 있다.

1. 고혈압이나 신장병에 탁월한 효능이 있다.
2. 지방을 소화시켜 주고 수분을 배설시켜 주므로 살을 빼는 데에도 도움이 된다.
3. 충치가 예방된다.
4. 감자의 전분 성분은 위궤양, 십이지장궤양, 알레르기성 체질에 탁월한 효과가 있다. 즉, 조석으로 감자 전분을 한 숟가락씩 물에 타서 마시면 궤양성 통증이 멎으며, 궤양성 질환도 1개월 내에 낫는다. 알레르기성 체질도 마찬가지이다.

젖을 먹이는 어머니가 감자 전분으로 수프를 만들어 먹으면 아이가 튼튼하게 자란다.

감자 이용법

▶ 멍든 데, 삔 데에 효과가 있다 - 감자를 강판에 갈아 밀가루를 섞고 식초를 조금 타서 반죽한다. 이 반죽을 멍든 곳이나 삔 부위에 붙이면 통증이 없어지고 굳은 근육도 쉽게 풀린다.

▶ 혈압을 내리고 위궤양, 신장 장애에 도움이 된다 - 감자를 엷게 썰어 삶는다. 그 물을 차 마시듯이 마시면 올라간 혈압을 떨어뜨리는 데에 효과가 있고 신장 장애나 위궤양 치료에도 효과가 있다.

5_ 거여목

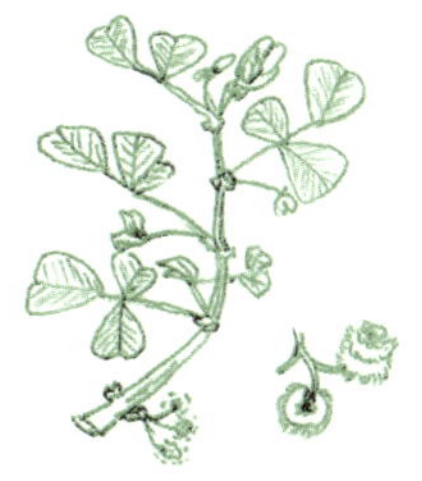

거여목(苜蓿: 목숙)은 콩과에 속하는 두해살이풀로서 유럽이 원산지이나, 지금은 세계 각지의 밭과 들에서 자생한다.

잎은 3개의 작은 깃털 모양의 겹잎이고 가늘게 째져 있다. 줄기는 땅으로 뻗거나 위쪽으로 비스듬히 뻗어 자란다.

봄철에 잎자루 밑에서 가는 줄기가 돋아나와 노란꽃이 잘게 피고 꽃이 진 뒤에는 용수철 모양의 협과(莢果: 꼬투리)가 열린다.

거여목은 달리 개자리라고도 불리는데, 여린 줄기와 잎은 나물로 장만하여 먹기도 하고 녹비(綠肥: 풋거름)나 목초(牧草)로서도 많이 재배되고 있다.

거여목은 삶아 먹거나 날로 먹거나 다 좋지만 너무 많이 먹으면 살이 빠진다고 했으니, 현대인들의 비만증 해소에는 연구해 볼 만한 식품이다.

『본초강목(本草綱目)』에 "거여목은 적당량을 달여 마시는데, 속을 편하게 하고 오장을 다스리며, 비위의 나쁜 기운과 모든 좋지 않은 열과 독을 없애 준다."고 나와 있으며, 또 "대·소장을 통리하며, 황달을 다스린다."고도 나와 있다. 예부터 황달에는 전초(全草: 뿌리부터 잎까지의 풀 전체를 말함)를 달여 썼다.

6 겨자

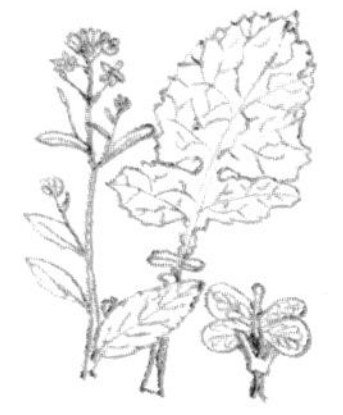

　겨자(芥菜: 개채)는 십자화과에 속하는 한두해살이풀로서 4월경에 누런 꽃이 피는데, 씨는 맵고 향기로운 맛이 있어서 양념이나 한약재로 쓰이며, 줄기도 먹을 수 있는데 그 맛이 쓰다.

　씨의 분말에 뜨거운 물을 부어 개어서 하룻밤을 두면 매운 맛이 더 진해진다. 생선회를 먹을 때나 냉면을 먹을 때 많이 이용한다.

문헌에 나온 겨자 이용법

1. 찜질약으로 쓰면 각종 염증에 도움이 된다 - 민간 및 한방요법으로는 씨를 빻아 찜질약으로 쓰고 있다. 겨자 가루를 물에 개어 된장처럼 걸쭉하게 만들어 헝겊이나 종이에 펴서 거즈로 환부를 덮고 그 위에 붙여 두는 것이다. 아무튼 겨자는 폐렴을 비롯한 여러 가지 염증을 삭이는 데에 이용된다.

2. 겨자욕(浴)은 이질, 설사, 류머티즘에 효과가 있다 -『약용식물사전』에는 "겨자탕은 주로 요통에 응용된다."고 하였으며, "겨자욕(浴)을 하면 피부의 혈관이 확장되어 복부 및 골반이나 내장 등의 염증이 가라앉고, 이질, 설사 등의 고질적인 증세에도 효과가 있으며, 근육 류머티즘, 기관지염 등에도 효과가 있다."

고 쓰여 있다.

3. 장으로 먹으면 오장을 원활하게 통하게 한다 -『본초강목』에도 "겨자는 신(腎)을 보호하고 귀와 눈을 밝게 하며 기침을 그치게 한다. 기를 내리고 속을 데우며 두풍(頭風: 머리가 늘 아픈 병)을 없앤다."고 나와 있다. 겨자의 종류에는 황개(黃芥)와 백개(白芥)가 있는데, 황개는 나물로 하여 먹고, 백개는 약에 쓰인다. "겨자의 씨는 종기, 마비, 어혈, 신랭(腎冷), 심통(심장 내막염)을 다스린다. 씨를 볶아서 가루로 하여 장을 만들어 먹으면 오장(五臟)을 통리한다."고 나와 있다.

4. 물에 개어서 환부에 붙이거나 바르면 요통, 편도선염, 종기가 낫는다 -『고방요법(古方療法)』에는 "첫째, 요통에는 겨자 가루를 물에 개어서 붙이면 즉시 낫는다. 둘째로는 편도선염에는 겨자 파스를 붙이면 된다. 셋째, 종기에는 겨자 가루를 식초에 개어서 바르면 낫는다."고 나와 있다.

겨자 찜질하는 법

겨자가루 반 컵을 미지근한 물로 걸쭉하게 개어 기름종이에 5～7mm 두께로 펴고 그 위를 종이로 덮는다.

기름종이 아래쪽에 물을 뿜은 다음 환부에 붙인다. 10분쯤 지나면 따갑기 시작하는데, 살갗이 빨갛게 되거든 떼고 따뜻한 물로 닦아 준다. 15분 이상 붙여 두면 물집이 생기므로 주의해야 한다.

겨자 파스는 흐르지 않을 정도로 묽게 하지 않으면 효과가 없다. 피부가 약한 사람(어린 아이)에게는 밀가루를 섞어 주거나 붙여 두는 시간을 짧게 해야 한다.

7_ 고구마

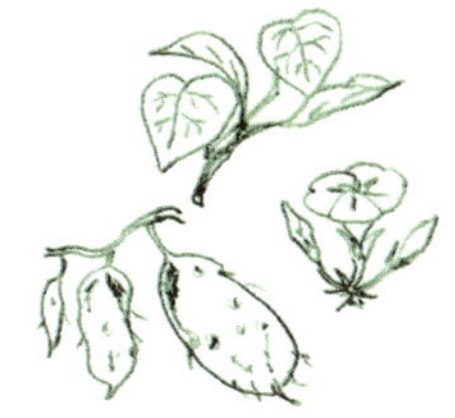

메꽃과에 속하는 재배식물로서, 우리나라에서는 구황작물(救荒作物: 흉년에 식량으로 대용할 수 있는 작물)로서 재배되어 왔으며, 최근에는 알코올의 원료로 또는 전분 작물로 해마다 그 재배면적이 늘어 가고 있다고 한다.

고구마(甘薯: 감서, 단고구마)에는 비타민 A, B, B_2가 들어 있다. 나이아신C가 가장 많이 들어 있고, 저장 중에 당분이 증가하고 전분은 감소하는 경향이 있다고 하나 고구마를 약으로 써 왔다는 기록은 없으며, 대체로 감자와 같은 효과가 있는 것으로 알려져 왔다.

즉, 고구마를 먹으면 통변이 잘 된다는 것, 아이들이 이물을 삼켰을 때, 고구마를 많이 먹이면 그것이 대변과 함께 나온다는 것 등이다.

고구마는 대장, 소장을 보하는데, 삶아서 먹는 것보다는 구워서 먹는 것이 훨씬 효과가 좋다고 하며, 특히 고구마를 원료로 하여 만든 고구마엿은 신경통에 좋다고 한다. 고구마엿을 장복하여 신경통을 고쳤다는 사례는 많이 전해지고 있는 얘기이다.

고구마의 효능

1. 고구마는 우리나라에서는 구황작물로 재배되어 왔으며, 지금은
   알코올의 원료나 전분용으로 널리 이용되고 있다. 또한 고구마
   는 감자와 같은 효능을 지니고 있을 뿐만 아니라, 통변도 잘 된
   다.
2. 고구마는 삶아 먹는 것보다는 구워 먹는 편이 훨씬 효과가 좋
   다. 고구마엿을 장복하면 신경통이 치료된다.
3. 고구마를 썰어서 찐 다음 말려 두면, 오래 두어도 상하지 않는
   다. 가루를 내어 요리를 해 먹으면 맛이 좋다.
4. 고구마를 장복하면 비위가 튼튼해지고 기력이 증진된다.

8 고비와 고사리

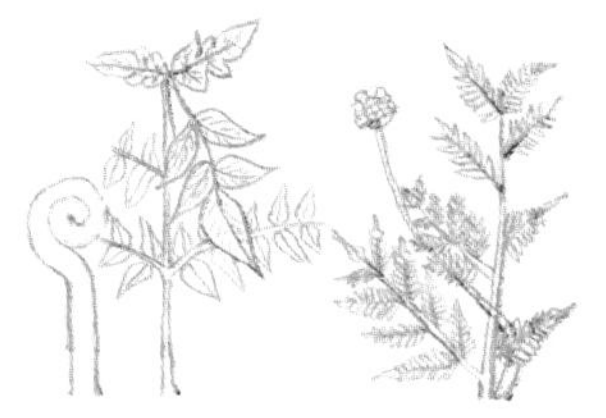

　고비는 고비과에 속하는 여러해살이 고등 은화식물로서 각지의 산야에 자생하며, 잎은 깃 모양으로 째지고 작은 잎은 타원형으로 가장자리가 톱니처럼 뾰족하게 튀어나와 있다.

　맛은 고사리와 비슷하나 더 연하고 특히 섬유가 많다. 고비 뿌리는 목과 등이 뻣뻣하고 허리와 무릎이 저리고 아프며, 다리에 힘이 없고 오줌을 참지 못하는 데에 달여 마시면 좋다.

　한방에서는 구척(狗脊)이라고 하여, 허리와 무릎이 아픈 데와 모든 수종(水腫)에 쓴다. 또 고비는 속을 편하게 하고 대·소장을 깨끗이 해 주며 이뇨, 부종에 효과가 있다. 그러나 『본초강목』에는 "고비는 많이 먹으면 양기가 쇠약해진다."고 쓰여 있다.

　고사리는 고사리과에 속하는 고등 은화식물로서 우리나라와 중국, 일본, 대만 등지의 산야에 자생 분포한다. 보통 어린잎은 따서 삶아 먹거나 말려 두었다가 수시로 물에 불려 나물로 먹는다.

　땅속줄기에는 전분이 들어 있어, 8~9월경에 이 뿌리에서 전분을 취하여 고사리분(粉: 가루)을 만들기도 한다. 이 가루는 칡가루와 비슷하나 끈기가 더 있다. 고사리의 성분 중에는 석회질이 많아서 이나 뼈가 튼튼해지며 자양 강장제로도 쓰이는데, 고사리를 많이 먹으면 정력이 떨어진다.

『본초강목』에는 "고사리는 폭열을 없애며 이뇨에 좋다. 삶아서 먹으면 맛이 좋으나 오래 먹으면 양기를 덜고 다리가 약해지며, 눈이 어두워지고 배가 팽팽해진다."고 나와 있다.

9_ 고수풀

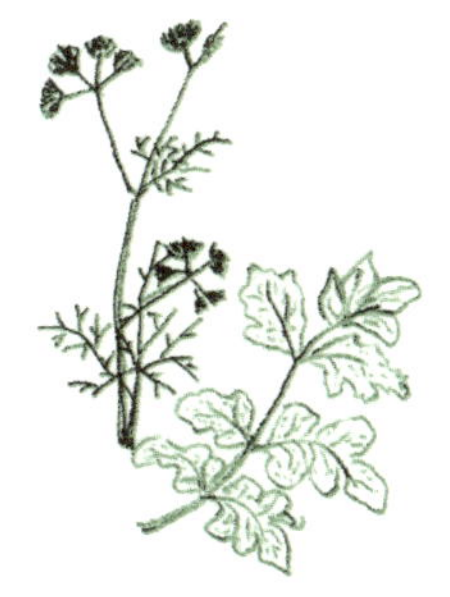

　　고수풀(胡荽: 호유)은 미나리과에 딸린 한해살이풀로서 산과 들에 자생한다. 전체가 매끈한 것이 가늘고 긴데, 줄기 속이 비어 있고 곧게 자란다. 잎은 깃털처럼 생긴 것이 양쪽으로 마주 돋아 있다.

　　맨 끝의 잎은 달걀 모양으로 넓고, 아래쪽 잎은 좁은 편이다. 여름과 가을에 꽃줄기가 자라, 끝 쪽에 작은 꽃이 핀다.

　　고수풀은 독특한 향기가 있고 열매는 작고 둥근데, 익으면 방향성을 띠고 단맛이 난다. 그래서 근래에는 정원에 심기도 한다.

　　어린잎은 나물로 먹으며, 열매는 향미 재료로도 쓰인다. 중국에서는 고수풀을 호채(胡菜)라 하며, 밭에 재배하여 식용하고 있다. 열매에는 정유(精油)가 약 1% 함유되어 있다.

1. 『약용식물사전』에 "고수풀 씨는 건위, 발한, 거담의 효과가 있어 하루에 2～6g을 달여 마신다."고 나와 있다.

2. 『본초강목』에는 "음식물을 소화시키고 소장의 기를 통하며 부스럼을 다스린다. 씨는 어린이들의 부스럼과 치질, 고기 먹고 중독된 데, 하혈 등을 다스린다."고 쓰여 있다. 그리고 "대변에 피가 섞여 나올 때는, 고수풀 씨를 뜨거운 떡 속에 넣어 먹으면 낫는다."고 되어 있다.

10_ 고추

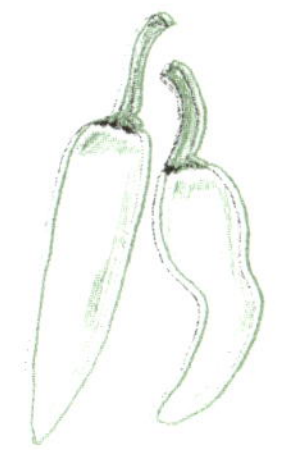

우리나라 사람이면 누구나 고추(苦草: 고초)에 대해서는 제법 많이 알고 있다고 자부한다. 풋고추는 찌거나 볶아서 먹거나, 썰어서 양념으로 만들어 먹고, 홍고추는 썰어서 찌개나 매운탕에 넣어 끓여 먹거나 말려서 가루로 먹으며, 고추장을 만들어 먹는다.

그리고 고춧잎은 따서 삶아 무쳐 먹고, 말려 뒀다가 고춧잎 김치를 담가 먹는 등 사철을 두고 우리의 식탁에 빠뜨릴 수 없는 중요한 향신료 식품이라는 것을 모두가 잘 알고 있다. 그러나 고추에 약효가 있다는 것을 아는 이는 드물다.

고추는 그 밖에도 식용으로 하는 경우를 보면 고추쌈, 고추전, 고추장찌개, 고추장지짐, 고춧잎나물, 고춧잎장아찌 등이 있고 그 밖에 약용으로 쓰이는 경우가 적지 않다.

문헌에 나온 고추의 효능

1. 한방에서는 고추를 번초라 하며 발한, 식욕 촉진, 기생충 구제약으로 쓰고 있으며 류머티스 치료에도 이용한다.
2. 『약용식물사전』에는 "고추는 건위약으로 소화불량, 인후, 카타

르, 신경통, 기관지염에도 쓰인다."고 쓰여 있다.

3. 『다산단방집(茶山單方集)』에는 "담이 결리는 데는 고추를 발바닥에 쪼개 붙이면 된다. 오른쪽이 결리면 왼쪽 발바닥에 붙이고, 왼쪽이 결리면 오른쪽 발바닥에 붙인다."고 쓰여 있고, "이질에는 당귀 20g과 고추 3개를 달여서 공복에 마시면 낫는다."고 되어 있다.

4. 이 밖에도 겨울철 추울 때 고추를 한지에 싸서 신발 속에 넣어두면 발이 시리지 않아 동상을 예방할 수가 있다는 민간요법도 있다.

고추기름 만드는 법

날고추나 고춧가루를 먹는 것은 고추기름을 먹는 것만 못하다. 고추기름은 영양이 있을 뿐 아니라, 위에 이롭고 장을 튼튼하게 해준다.

홍고추 600g을 썰어 으깨고 콩기름이나 낙화생기름 또는 면실유도 좋은데, 이 중 어느 기름이라도 1.8kg를 먼저 솥에 붓고 끓여 기름에서 연기가 나게 되면, 으깬 고추를 솥에 넣는다.

한참 후에 고추가 까맣게 타면 불을 꺼서 식힌다. 다 식은 뒤에 검게 탄 고추를 건져 낸 뒤 기름을 큰 병에 따라 두면 오래 두어도 상하지 않는다. 이 기름은 어떤 요리에 넣어 먹어도 향기롭고 맛이 좋다. 이 기름이 고추기름이다.

11_ 구약나물

구약나물(蒟蒻: 구약)은 천남성과에 속하는 여러해살이풀로서 산에 자생하는데, 밭에서 재배하기도 한다. 원산지는 중국이고, 특히 많이 식용하는 나라는 일본이다.

땅 속의 알뿌리에서 전분을 얻어 곤약(菎蒻: 어묵과 함께 탕으로 많이 사용된다)을 만들어 식용한다. 곤약 가루는 끈기가 많아 풀로 이용되기도 하며, 방수 도료에도 널리 쓰인다.

곤약은 소화가 잘 안 되는 흠이 있으나 잘만 이용하면 대변을 고르게 하는 효과가 있고, 한번 데워 놓으면 잘 식지 않아 찜질하는 데에 많이 이용된다. 또한 곤약은 자신이 모르는 사이에 체내에 들어간 모래 따위를 체외로 배설시키는 작용을 하므로, 장내의 불순물 배설 작용을 촉진시키기 위하여 가끔씩 먹는 것이 좋다.

약으로 쓰는 법

1. 『약용식물사전』에는 "구약나물의 줄기와 알뿌리를 강판에 갈아 종이에 펴서 종기에 붙이면 종기가 터져서 고름이 쉽게 빠져 나오는 효과가 있다."고 쓰여 있다.

2. 곤약가루로 만드는 곤약은, 일본 사람들에게는 하루도 빠뜨리
   지 못할 만큼 필수적이고도 친숙한 일상 식생활용 식품이자 찜
   질용 의약품이다.

12_ 굴 껍데기 가루

굴을 따는 곳에 가면 굴 껍데기가 산더미처럼 쌓여 있는 것을 볼 수 있다. 이것을 빻은 굴껍데기 가루(牡蠣粉: 모려분)는 여러 면으로 이용하고 있으나 워낙 생산량이 많아서 그토록 쌓여 있는 것이다.

굴껍데기를 곱게 빻아 갈아서 그 칼슘 성분을 이용하는 범위는 실로 너무 넓어서, 여기서는 민간요법으로 이용하는 방법만을 얘기하고자 한다.

약으로 쓰는 법

1. 약재로 쓰이는 조개 종류는 15가지가 넘지만, 그 중에서도 껍데기가 약으로 이용되는 것은 굴뿐이다.

2. 굴껍데기를 불꽃이 직접 닿지 않도록 진흙으로 싸서 불에 오랫동안 구운 다음, 땅 속에 묻어 서서히 화기를 빼거나 아니면 다른 곳으로 옮겨 그 위를 가마니로 덮고 물을 부어 화기를 뺀 뒤에, 말려서 부드러운 가루로 빻아둔다.

3. 부드럽게 빻아 둔 가루를 하루에 2~3회, 한 번에 2g씩 끓는 물에 타서 마시면 다음과 같은 여러 증세들에 효과를 볼 수가

있다.

① 병후의 기력 회복에 특히 효과가 있다.

② 식은땀을 없앤다.

③ 자궁출혈에 효험이 있다.

④ 몽정(夢精), 설정(泄精)에 유효하며, 정신이 안정된다.

⑤ 위카타르, 위궤양, 위산과다증에 유효하다.

13_ 귤

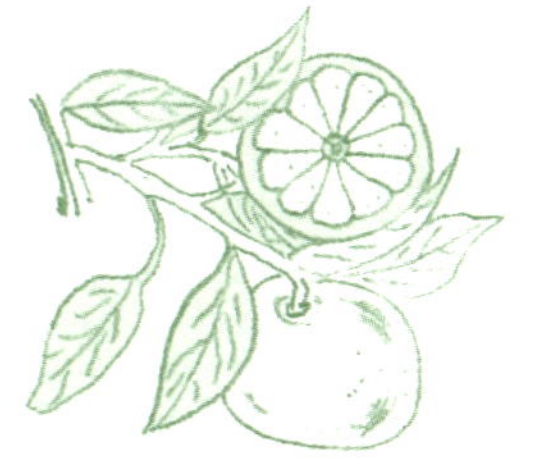

　귤은 설명하지 않아도 우리가 잘 아는 과일로 제주도에서 재배되는 상록관목으로, 높이는 3미터 가량 된다. 초여름에 가지 끝에 향기 높은 흰꽃이 피며, 과일은 가을에 노랗게 익는다.

　과일 껍질이 두껍고 과육이 잘 떨어지지 않는다.

　과실은 식용하며 껍질은 약용으로 쓰인다.

　운주귤은 액즙이 많고 맛이 좋아 귤 중 최상품으로 친다.

귤의 효능

1. 귤을 날로 먹으면 위를 돕고 혈기를 순조롭게 하며, 폐를 윤활케 하고 갈증을 해소시켜 준다.
2. 여자들의 살결이 고와지고, 남자들의 양기를 돕는다.
3. 어패류 요리에 넣으면, 비린내를 없애 주고 독을 제거해 준다.
4. 귤껍질 말린 것을 진피(陳皮)라고 하는데, 오래 묵은 것일수록 약효가 좋다. 진피는 몸을 데워 주고 속을 편하게 해 준다.
5. 생 귤껍질 3개 분량을 물 3컵에 달여 한 컵이 되거든, 3등분하여 세 번으로 나누어 마시면 입덧이 낫는다.

14_ 근대

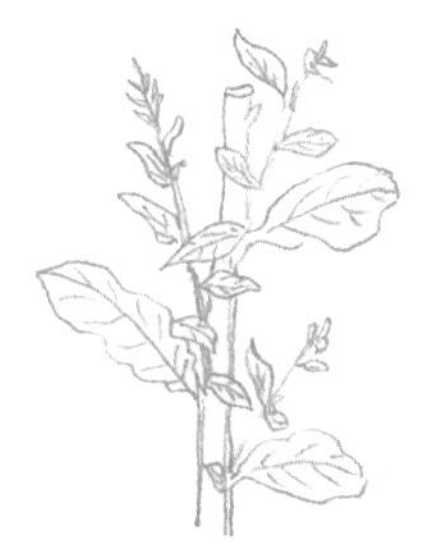

　지금은 근대(菾蓬: 군달)가 뭔지 아는 사람이 드물 정도이나 60~70년 전만 해도 근대는 우리 식생활에 매우 흔히 사용되었던 식품이었다.

　서양에서 당근, 양배추, 시금치 등이 들어오는 바람에, 근대는 그 존재 가치를 잃게 되었다. 그러나 그것이 우리 몸에 좋은 것은 변하지 않아, 지금도 근대를 가꾸고 있는 사람이 있어서, 시장에 나오고 있으니 사다가 이용하면 큰 덕을 볼 수 있을 것이다.

약으로 쓰는 법

1. 근대를 국으로 끓여 먹으면 약한 위장이 튼튼해진다.
2. 근대는 두풍(頭風)을 없애고, 오장을 다스린다.

※ 단, 근대는 한방에서는 군달(菾蓬)이라고 하는데, 과용은 안 하는 게 좋은 것으로 되어 있다.

15 _ 꽈리

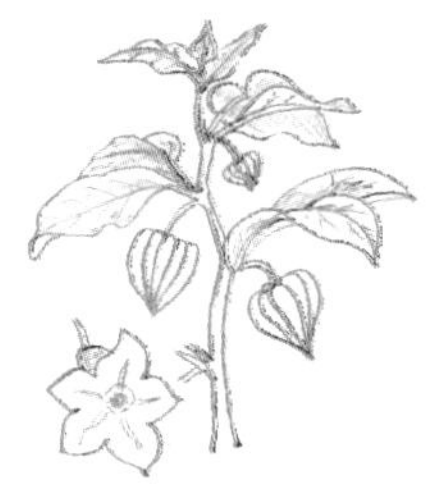

꽈리(酸漿: 산장)는 가지과에 속하는 여러해살이풀로서 잎은 한 마디에 2개씩 나며, 잎 사이에 황백색을 띤 꽃이 핀다. 꽃받침이 완전히 열매를 싸고 있고, 익으면 붉게 된다.

산야에 자생하지만, 정원에서 가꾸기도 한다. 옛날에는 집집마다 한두 포기씩 심어 가꾸어서, 여자 아이들이 노리개로 꽈리피리를 만들어 불었었다.

즉, 잘 익은 꽈리를 따서 속에 든 씨를 말끔히 빼 버리고, 입에 넣고 혀로 눌러 소리를 내며 놀았다. 지금은 장난감이 많아 그런 놀이를 하는 아이들을 보기 드물거니와 어른들도 꽈리를 불 줄 아는 이가 드물게 되었다.

잘 익은 꽈리는 맛이 달고, 꿀에 잰 것을 꽈리정이라는 이름의 한약재로 쓴다. 또한 한방에서는 꽈리의 뿌리는 물론 줄기, 잎을 이뇨, 해열, 진해약으로, 열매는 사하(瀉下), 통풍약으로 쓰고 있다.

1. 『약용식물사전』에는 "줄기, 잎, 뿌리를 함께 말려서 달여 마시면, 습과 열을 제거하고 폐를 맑게 하여 기침을 다스리며 가래를 없앤다. 또 임신부가 난산으로 고생을 할 때에는, 꽈리를 먹으면 곧 해산을 한다."고 쓰여 있다.(이러한 꽈리의 약효 때문인지 예부터 임신부가 꽈리를 먹으면 낙태를 한다고 먹지 않았다.)

2. 부스럼이 아물지 않을 때는, 꽈리를 짓찧어 붙이면 낫는다.

3. 돼지고기를 먹고 체했을 때는, 꽈리 뿌리를 달여서 마시면 내려간다.

16_ 나무딸기

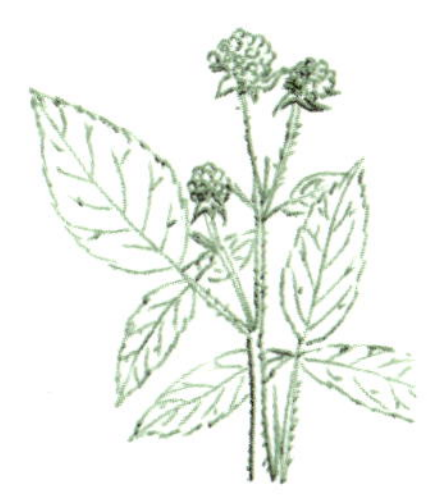

　여기서 말하는 나무딸기는 산딸기를 지칭한다. 비닐하우스에서 가꾸는 양딸기와는 아주 다르다. 딸기는 장미과에 속하는 낙엽활엽의 딸기나무로서, 온대 지방에 야생하고 있으며, 우리나라에서는 경북 지방과 북한에 많이 자생하고 있다.

　산딸기 또는 나무딸기(覆盆子: 복분자)라고 불리는 이 딸기는 비타민 A, B, C를 많이 함유하고 있으며 또한 회분도 많이 가지고 있다.

　딸기에는 피를 맑게 하는 효과가 있는데, 한방에서는 나무딸기의 설익은 것을 따다가 말려서, 복분자라는 이름으로 중용하고 있다. 복분자(覆盆子)란 요강을 뒤집는다는 뜻이다. 즉, 요강을 뒤집을 만큼 오줌 줄기의 힘이 세다는 뜻이니, 가히 그 효과를 짐작할 수가 있다.

　남녀 간에 신기(腎氣)를 보강하여, 정력을 왕성하게 한다고 보면 틀림없다. 그러니 다른 병이 생길 리가 없지 않겠는가? 어떤 면에서는 인삼, 녹용보다 더 좋은 약이 된다고도 할 수 있다.

『본초강목』에는 "남자의 신허(腎虛), 여자의 불임을 다스리고 양기 부족을 고쳐 주며 몸을 가볍게 만든다. 머리가 희어지질 않으며 머리털에 윤기를 더한다."고 쓰여 있으며, 『본초비요(本草備要)』에서는 "딸기는 양기를 일으켜 주고 살결을 곱게 하며, 그 즙을 머리에 바르면 머리가 희어지지 않는다."고 했다.

1. 딸기에 우유를 부어서 먹으면 맛이 좋으며 영양가도 높아진다. 여성들이 이렇게 해서 먹으면 얼굴이 고와진다.
2. 딸기는 주로 날로 먹는데, 술을 담가 먹기도 한다.

17_ 냉이

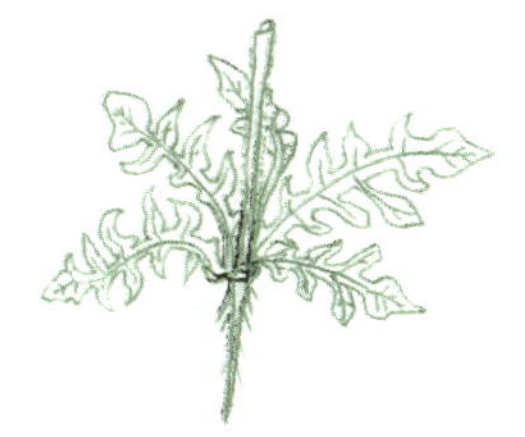

냉이(薺菜: 제채)는 십자과에 속하는 두해살이풀로서, 길가나 밭에서 자생하는데, 근래에는 비닐하우스 재배로 사철을 통해서 우리들의 식탁에 오르고 있다. 독특한 향과 맛이 있어 냉이국도 별미지만, 살짝 데쳐서 초즙에 찍어 먹는 맛도 일품이다.

잎과 뿌리를 다함께 먹는데 먹는 방법도 지방에 따라 다양하다.

약으로 쓰는 법

1. 한방에서는 냉이를 제채(薺菜)라는 이름의 지사제(止瀉劑)로 쓰고 있다. 『약용식물사전』에는 "혈리(血痢: 피똥을 싸는 이질), 복통에 뿌리와 잎을 함께 불에 태워 재를 만들어 물에 타서 마시며, 씨·잎·뿌리를 달여 마시면 눈병을 다스리고, 눈알의 동통(疼痛: 쑤시고 아픔)에는 뿌리를 달인 즙으로 또는 뿌리를 갈아서 즙을 짜서 눈을 씻으면 낫는다."고 쓰여 있다.

2. 『본초강목』에는 "냉이는 간기(肝氣)를 통리하고 내장을 고르게 한다. 죽을 끓여 먹으면 피가 맑아지고 눈이 밝아진다. 냉이씨는 오장을 보하고 풍독(風毒: 바람을 맞은 병독)을 없애며, 청맹(青盲: 보기에는 멀쩡하나 실제로는 전혀 안 보이는 증세)

과 목통(目痛: 눈이 아픈 증세)을 다스린다. 눈을 밝게 하고 열
독을 풀며, 오래 먹으면 시력이 좋아진다.”고 나와 있다.

냉이의 효능

냉이는 우리나라에 흔하게 퍼져 있는 식물이다. 그런데 이 흔해
빠진 냉이가 기막힌 약초인 줄 아는 이는 드물다. 냉이는 간에 좋
고 눈에 좋으며, 위를 튼튼하게 하고 장에도 좋다.

간경화증을 고쳐 주고 복막염을 치료해 준다. 냉이 씨를 침대
밑이나 옷장에 넣어 두면 벌레가 생기지 않고, 태워서 연기를 피
우면 파리가 접근하지 않는다.

냉이 씨를 장복하면 신장을 보호해 주는 이뇨작용이 있으며 고
혈압을 막아 준다. 뿐만 아니라 양기를 증강시켜 주기도 한다.

1. 눈에 핏발이 서거나 눈알이 아플 때에 냉이뿌리를 깨끗이 씻어
   즙을 내어 한 방울 떨어뜨리면 낫는다. 또한 냉이뿌리를 달인
   물로 눈을 씻어도 효과를 본다.
2. 냉이 전초를 깨끗이 씻어 말린 뒤 빻아서 가루로 만들어 매일
   식후에 3차례씩 병세에 따라 5〜12g씩 먹으면 간염, 간경화증
   도 치료된다. 이 방법은 또한 위장 장해나 설사, 이질 등에도
   좋은 효과가 있다.
3. 냉이를 넣고 죽을 쑤어 장복을 하면, 피가 맑아지고 눈이 밝아
   진다.
4. 냉이를 달여 마시면 고혈압이 낫는다.

18_ 노야기(향유)

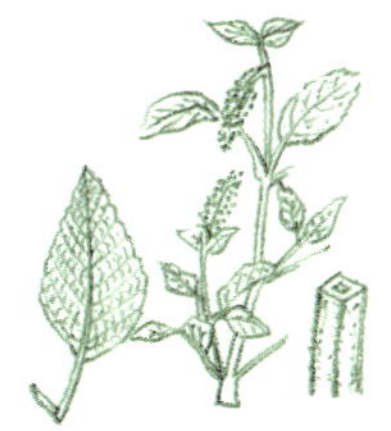

노야기(香㯃: 백과사전 표기, 香薷: 일반 한자사전 표기)는 꿀풀과에 속하는 한해살이풀로서 산과 들에 자생하는데, 줄기에 연한 털이 나 있다. 키는 60cm쯤 자라는데, 잎은 달걀 모양인 것이 끝이 빨갛고, 가장자리가 톱니처럼 째져 있으며, 두 잎이 양쪽으로 맞붙어 나 있다.

가을에 자색(紫色)의 작은 입술 모양을 한 꽃이 이삭처럼 나고, 열매는 수과(瘦果: 메밀, 여뀌, 민들레 따위와 같은 것)이다.

줄기와 잎에는 방향(芳香: 좋은 냄새)이 있다. 전초에 많은 양의 휘발성 즙이 함유되어 있고 어린잎은 나물로 먹는다.

『본초강목』에는 "독특한 향기가 있고 맛이 좋으므로 집집마다 심으며, 여름에는 나물로 먹고 가을에는 이삭을 따서 말려 두었다가 약으로 쓴다."고 쓰여 있다.

한방 이름으로는 향유(香薷), 다른 이름으로는 향용(香茸), 향채(香菜), 향유(香柔), 향여(香茹) 등이 있는데, 어느 것이나 향기 향 자가 들어 있는 이름이다.

1. 꽃이 필 무렵에 전초를 베어 응달에서 말려 두었다가 주로 발한, 해열제로 쓴다.

2. 『약용식물사전』에는 "노야기에는 이뇨 효과가 있으며, 복통, 토사, 빈혈, 각기 등에 널리 쓰인다."고 나와 있다.

3. 『본초강목』에는 "노야기는 곽란, 복통, 토사 등을 다스리고 서습(暑濕: 서기와 습기)을 없애며, 위를 데우고 번열을 없앤다."고 나와 있다.

4. 『약초의 지식(知識)』에는 "위암에 노야기의 줄기와 잎을 달여 마시면 좋고, 요통·각기 등에도 효과가 있다."고 나와 있다.

5. 『본초비요』에는 "노야기는 뱃속의 응어리를 풀어주고, 폐기를 맑게 해주며, 구역질·수종·각기 등을 다스리고, 곽란으로 사지가 뒤틀리는 데에도, 달여 마시면 효험을 본다."고 쓰여 있다.

19_ 녹두

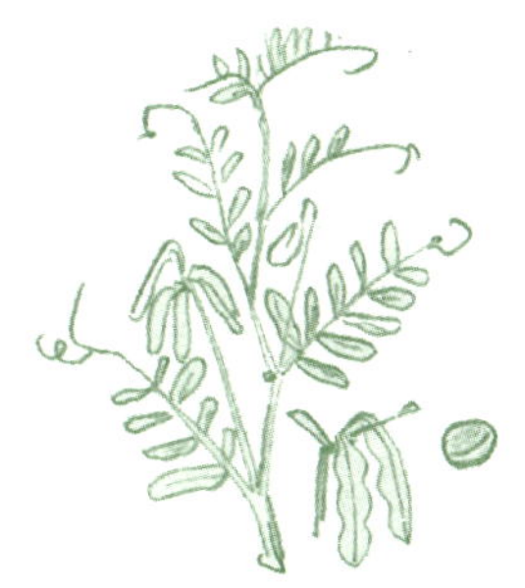

녹두(綠豆)를 콩나물처럼 싹을 내어 기른 것이 이른바 '탕평채(湯平菜)'라는 숙주나물(녹두나물)이고, 가루는 콩가루처럼 그 응용 범위가 넓다. 녹두전, 빈대떡, 녹두죽 등은 녹두가루로 만든 음식이다. 그 중에서도 녹두죽은 소화가 잘 되므로, 입맛이 떨어진 사람들에게 잘 이용된다.

의식적이든 무의식적이든 독약을 먹은 사람을 해독시키려 할 때에는, 생녹두가루를 밥그릇에 1/3 정도로 담고, 물을 부어 한 그릇을 채워서 저어 마시게 한다.

가급적 많이 먹이는 것이 좋으며 또한 녹두를 갈아서 물에 풀어 즙으로 먹여도 효과가 있다.

녹두는 맛이 달고 그 성질이 차나 독성이 없으므로 마음 놓고 먹어도 탈이 없다. 되도록 껍질을 벗기지 말고 그대로 갈아서 쓰기를 권하고 싶다.

1. 생녹두가루 2숟가락을 냉수로 복용하면 모든 식중독이 풀리고, 계속해서 꾸준히 먹으면 주근깨 등이 없어진다.

2. 이른 아침에 생녹두가루를 미지근한 물로 크림 상태로 개어 얼굴에 팩을 했다가 꾸덕꾸덕해지면 씻는다. 밤에는 자기 전에 팩을 하고 나서 아침에 일어나 씻으면 기미가 풀리고 여드름이 수그러진다.

3. 술꾼들은 녹두 1되에 물 5되를 부어 약한 불로 녹두가 풀어질 때까지 삶은 뒤 자루에 넣고 2되가 되게 짠다. 그리고 그것에 흑설탕을 넣어 끓인 후 냉장고에 넣어 두고 수시로 차처럼 마시면, 주독이 풀리고 두뇌가 맑아지며 좋은 이뇨제가 된다. 찌꺼기는 죽을 쑤어 먹으면 된다.

4. 녹두를 삶아 그 물을 차처럼 마시면 당뇨에 좋다. 단, 설탕은 안 쓴다.

20_ 달래

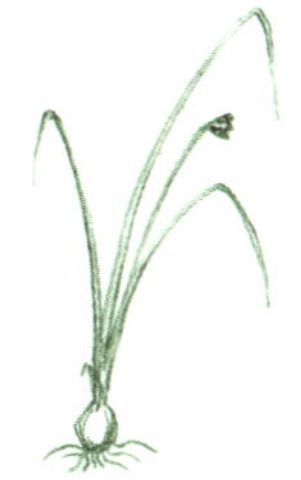

달래(野蒜: 야산, 小蒜: 소산, 山蒜: 산산)는 마늘과 닮았다고 해서 '들마늘' 곧 야산(野蒜: 야산)이라고도 한다.

달래는 백합과에 속하는 여러해살이풀로서 산과 들에 자생하는데, 땅 속에 크고 흰 인경(비늘 줄기)이 있고, 잎은 가는 것이 5~12cm쯤 자란다.

여름에 꽃줄기가 나와 그 끝에 자줏빛 꽃을 피우며, 많은 꽃을 피울 싹들이 사이사이에 돋아 있다.

파와 비슷한 냄새가 나며 나물로 먹는데 마늘, 생강, 부추와 함께 절(寺刹: 사찰)에서는 먹지 않는다.

달래는 캐어서 오래되면 시들어 질겨서 맛이 덜해지므로 싱싱한 것을 초장에 무쳐서 이른 봄에 별미로 즐겨 먹으며, 장아찌로 담아 먹기도 하는데, 예부터 우리 몸에 이로운 식물로 알려져 왔으며 약용으로도 쓰여 왔다.

약으로 쓰는 법

1. 달래를 먹으면 잠이 잘 오고 정력이 좋아지는 것으로 알려져 있다.

2. 『약용식물사전』에는 "장염, 위암, 불면증 등을 치료할 목적으로 또는 보혈약으로 달여 먹으면 효험을 얻는다."고 나와 있다.

3. 또 "독벌레에 물렸을 때 뿌리와 줄기를 짓찧어 붙여 두면 해독이 된다."고 쓰여 있고, "타박상으로 붓거나 멍이 든 데에 달래를 짓찧어 밀가루 반죽을 해서 붙이면 부기와 멍이 풀리고 진통이 된다."고 쓰여 있다.

4. 『약초의 지식』에는 "정력 증진, 보건 음료로서 달래 전초(全草)를 물에 잘 씻어, 소주에 15일쯤 담가 두었다가 하루에 조금씩 마시면 효과가 크며, 식도암, 자궁출혈, 월경불통에는 생뿌리를 먹거나 태워서 가루를 내어 먹는다."고 나와 있다.

5. 한방에서는 자궁 출혈과 월경 불순에 응용하고 있다.

6. 민간요법으로는 복수가 찼을 때, 달래 뿌리를 짓찧어 발바닥에 붙여두고, 마르면 갈아 붙이기를 계속하면 복수가 빠지는 것으로 전해져 내려오고 있으며, 여성들에게 특히 좋은 약으로 많이 먹기를 권장하고 있다.

21_ 당근

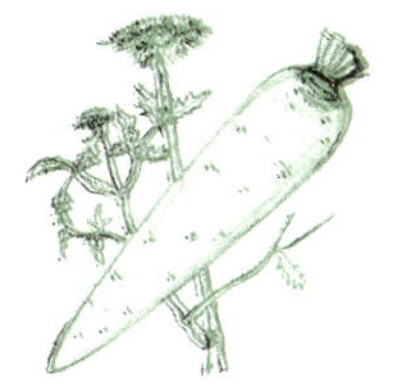

당근(唐根)의 산뜻한 빛은 카로틴이라는 색소에 의한 것으로 당근을 영어로 캐롯이라고 하는 것도 바로 이 카로틴에서 유래하는 것이다.

카로틴이라는 색소는 비타민 A와 같은 작용을 하며, 당근에 다량 함유되어 있다. 당근은 날로 먹는 것이 조리해서 먹는 것보다 소화가 잘 되므로, 샐러드를 만드는 등 가급적 날로 먹는 것이 좋다. 그러나 기름에 볶거나 익히면 카로틴의 체내 **흡수율**이 더욱 높아진다는 점도 알아 두자.

또, 뿌리에 못지않게 잎에도 필수 아미노산의 모든 것이 함유되어 있으므로, 잎도 먹도록 연구해 볼 일이다.

당근에는 비타민 A가 풍부하므로 점막의 저항성을 증대시켜 눈의 피로, 천식, 위궤양의 예방에 좋고 보온작용도 하기 때문에 혈행을 도와 냉증을 치료한다. 그 밖에 부신피질 호르몬의 분비를 왕성하게 해주므로 스트레스에 의한 자율신경실조, 피부의 거칠어짐, 병적인 탈모를 막아 주고, 머리카락에 윤기가 나게 해 준다.

가장 효과적인 섭취 방법은, 양성 체질인 사람은 즙을 내어 마시고, 음성 체질인 사람은 익혀서 먹는 것이다.

약으로 쓰는 법

1. 시금치와 함께 즙을 내어 마시면 빈혈, 저혈압, 냉증에 좋다.
2. 평소에 당근즙을 마시면 허약 체질이 개선되고, 원기가 강화된다.
3. 사과와 함께 즙을 내어 마시면 피로가 풀리고 계속하면 살결이 고와진다.
4. 당근즙을 하루에 1컵씩 마시고 있으면 밤눈이 밝아진다.

당근의 효능

1. 매 식사 때마다 당근을 1개씩 먹으면 심장쇠약, 심장병, 불면증 같은 병의 예방과 치료에 많은 도움이 된다.
2. 밥 먹기 전에 늘 당근 반 개를 오븐이나 전자레인지에 구워서 먹으면, 위장이 보호되고 허파가 강화되며 식욕이 증진된다.
3. 오줌 양이 적거나 오줌이 잦을 때에는, 당근채를 삶은 물에 흑설탕을 타 차 마시듯이 마시면 효과를 본다.

22_ 더덕

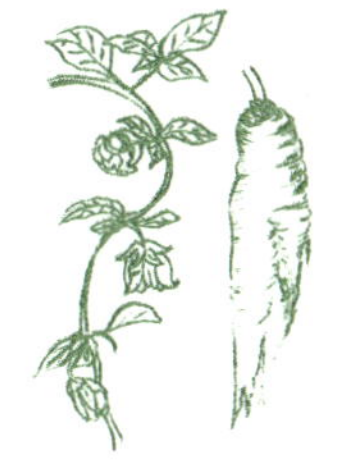

　더덕(沙蔘: 사삼)은 도라지과에 속하는 여러해살이풀로서 우리나라 산야에 자생하는데, 근년에는 밭에다 재배하기도 한다.

　맛은 약간 쓰고 단맛이 있다. 더덕에는 인삼과 같은 사포닌이 함유되어 있고, 잎은 나물로 먹을 수 있다. 더덕으로는 누름적, 구이, 생채, 장아찌, 나물, 자반, 장, 정과 등을 해먹을 수가 있으며, 한방에서는 사삼이라 하여 거담, 건위, 폐의 열을 없애고 신(腎)과 비(脾)를 보하는 데 중용된다.

　더덕을 약으로 쓸 때에는 하루에 8g씩 달여서 마신다. 『약용식물사전』에서는 "폐, 신, 비장에 이롭다."고 되어 있고, 『본초강목』에는 "위를 보하고 폐기(肺氣)를 도우며 산기(疝氣: 오줌이 잦은 것)를 다스린다"고 되어 있다. 또 "고름과 종기 독을 없애고, 오장의 풍기(風氣)를 고르게 한다."고 나와 있다.

　『본초비요』에는 "더덕은 폐기를 보하고 폐를 맑게 한다. 또 간을 보하고 비장과 신장에 도움을 준다. 인삼과 비슷하나 무게가 가볍다."고 나와 있다.

23 _ 도꼬마리 (창이)

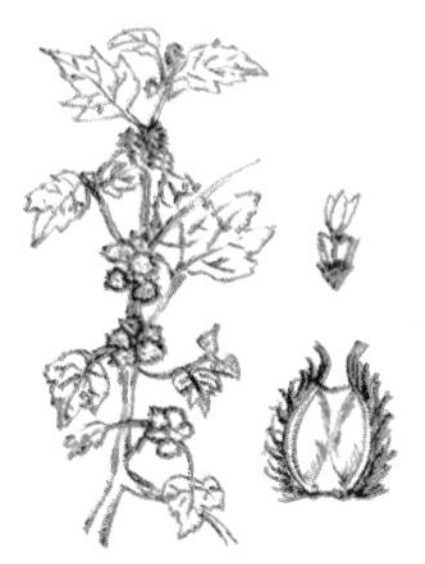

　　도꼬마리는 한약명으로는 창이(蒼耳)라 하고, 그 씨는 창이자(蒼耳子)라는 이름의 한약재로 쓰이는데, 발한, 해열, 진정액으로 사용되고 있다.

　　도꼬마리는 국화과에 속하는 한해살이풀로서 온대지방 산야에 자생하고 있다. 줄기는 2m쯤 자라며 전체에 억센 털이 밀생하여 있다. 잎은 둥그스름한 삼각형인데, 가장자리가 톱니처럼 나와 있다. 여름에 줄기 끝에 녹색을 띤 많은 꽃이 피는데, 위는 단성화(單性花)이고 아래는 암꽃이다. 열매에는 굳은 가시가 많아 스치기만 해도 잘 달라붙는다.

약으로 쓰는 법

　　어린잎은 삶아 먹을 수 있고, 다 자란 도꼬마리 잎을 쌀가루에 섞어 만든 시루떡을 창이떡이라고 한다. 예부터 이 떡을 먹으면 풍습(습기 때문에 뼈마디가 저리고 아픈 증세)이 없어진다고 하여 애용되어 왔다.

1. 열매를 욕탕에 넣고 목욕을 하면 가려움증이 없어진다.

2. 창이자를 토기 속에 넣어 새까맣게 태워 가루를 내어 마시면 술이 싫어지므로 금주약으로 좋다고 한다.

3. 창이자는 간의 열을 다스리고 눈을 밝게 한다. 약으로 쓸 때는 가시를 버리고 약간 볶아서 쓴다고 『본초강목』에 나와 있다.

24_ 도라지

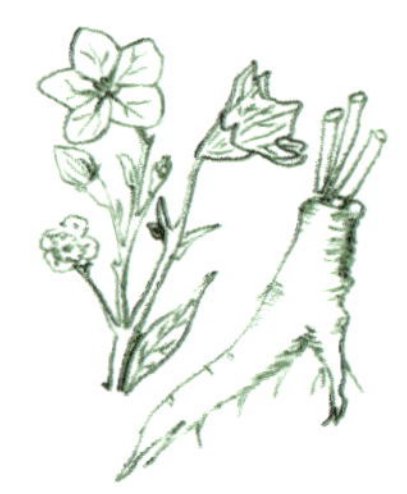

　도라지(桔梗: 길경)는 초롱꽃과에 속하는 숙근초(宿根草: 겨울에 줄기는 말라 죽고 뿌리만 땅 속에 남아 있다가 이듬해 봄에 싹이 돋아나는 식물)로 산에서 자생하는데, 밭에서 재배하기도 한다. 또한 꽃은 관상용으로 정원에 심어 가꾸기도 한다.

　일반에서는 도라지는 그 뿌리만 식용으로 하는 줄 알지만, 잎과 줄기도 볶아 먹거나 기름에 튀겨 먹기도 한다. 도라지는 한방 약명이 길경(桔梗)인데, 쌀뜨물에 담가 두었다가 꺼내어 다시 말린 것을 말한다. 이 길경은 진해, 거담약으로 쓰인다.

　도라지는 성질이 따뜻하면서도 독이 없다. 기관지에 좋으며 가슴이 답답한 증세를 풀어준다. 오한과 신열을 없애주고, 원기와 피를 보강한다. 또 폐병이나 기침에도 좋다.

　『약용식물사전』에는 "길경은 거담약으로 호흡기질환에 쓰이는데 하루에 8~10g을 달여서 먹는다."고 나와 있으며, 『약이 되는 식물』에는 "거담에는 길경 20g과 앵속각(양귀비의 열매 껍질) 15g

을 물 4홉에 달여 반이 되면 하루에 8분음(8번 나누어 마심)을 하면 효과가 있다. 그리고 코가 막힌 데에는 길경을 썰어서 25g을 물 3홉에 넣어 그 양이 반이 되도록 달여 마시면 낳는다.”고 나와 있다.

『본초비요』에는 “길경은 담과 천식, 코 막히는 병, 눈이 붉은 병, 치통, 폐농양, 마른기침, 가슴이 쑤시는 데, 설사, 복통, 뱃속이 불편한 데 등에 쓰인다. 피를 맑게 하고, 고름을 빼내며, 내장을 보한다. 껍질을 벗기고 쌀뜨물에 담갔다가 약간 볶아 쓴다.”고 나와 있다.

25_ 동아

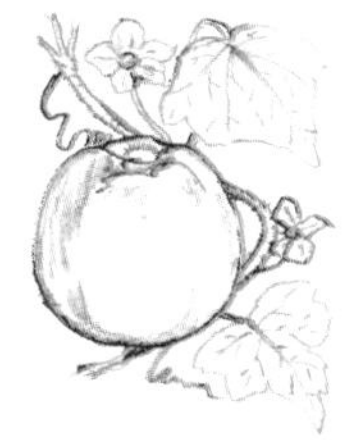

　동아(冬瓜: 동과)는 박과에 속하는 한해살이풀로서, 과실은 호박과 비슷한 타원형이고 겉쪽에 잔털이 많으며, 흰 가루가 앉아 있고, 맛이 좋다. 동아라는 이름은 열매가 가을에 익어 떨어지고 겨울에 보관해 뒀다가 먹을 수 있다는 데에서 붙여진 것이다.

　성분은 오이와 거의 같다. 수분이 많고 칼로리는 거의 없으나 소화에 좋은 과채로서 단백질 0.26%, 지방 0.02%, 탄수화물 1.72%, 회분 0.23%, 섬유질 1.35%가 들어 있다. 씨로는 기름을 짜는데, 질이 좋은 식용유이다.

1. 이뇨 효과가 좋아 신장 쇠약에 좋다.
2. 『약용식물사전』에는 "동아를 먹으면 이뇨 효과가 있어 수종에 좋고, 씨를 달여 먹으면 얼굴이 고와지고 치질 또는 국소의 세척제로 쓰인다"고 나와 있다.
3. 『본초강목』에는 "동아는 소갈과 적열(積熱)을 다스리며, 대·소장을 통리한다. 씨는 살결을 부드럽게 하고 얼굴을 곱게 하며 검은 반점을 없앤다. 씨는 간장을 보하고 눈을 맑게 한다."고 나와 있다.

26_ 들깨

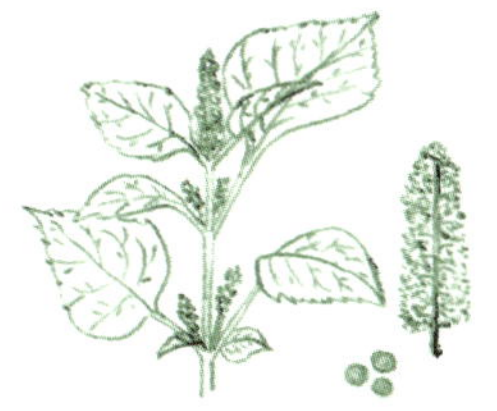

　우리는 들깨(白蘇: 백소)를 잘 모른다. 들깻잎은 고기를 구워 상추와 함께 쌈을 싸 먹는 정도, 또는 간장에 절여 먹는 정도로밖에 아는 바가 없다. 그 밖에는 강정의 고물로 묻혀 먹는 것 정도가 고작이다.

　실제로 들깨는 싱싱한 잎을 따서 쌈도 싸 먹고 간장에 절여서도 먹으며, 생선 요리에 넣어서도 먹고, 부각을 만들어 밑반찬을 만들어 먹기도 하는 등 그 이용 범위는 생각보다 훨씬 넓다. 또 들깨를 볶아 기름을 짜면, 그 향기가 독특하고 맛도 각별하다. 중국 동북부 지방(옛날 만주)에 사는 한국 사람들은 참기름보다 들기름을 더 많이 사용한다.

　『본초강목』에 보면, "들깨는 기운이 생기게 하고 기침을 멎게 한다. 갈증을 해소시켜 주고, 간과 위를 편하게 해 주며, 정신을 맑게 해 준다. 씨를 갈아 쌀과 함께 죽을 쑤어 먹으면 살이 찌고 기운이 나서 몸에 매우 이롭다. 잎은 내장의 기능을 고르게 해 주고, 입냄새를 없애 준다. 메스껍거나 가래가 섞인 기침을 낫게 한다. 모든 독충에 물렸을 때 잎을 짓찧어 붙이면 낫는다."고 되어 있다.

약으로 쓰는 법

1. 멥쌀을 들깨와 함께 물에 불렸다가 믹서에 갈아서 죽을 쑤어 먹으면, 노인의 건강과 치료 후의 회복에 매우 도움이 된다.
2. 또한 들깨죽은 건강에 좋고 메스꺼움과 기침을 멎게 하고 가래를 삭이는 데 아주 좋은 효험이 있다.
3. 들깻잎은 내장을 고르게 하고 추기(역겨운 냄새)를 없앤다.
4. 깻국은 피부를 곱게 한다.

들깻국 만드는 법

피부가 고와진다는 깻국 만드는 법.

1. 들깨를 물에 5~6시간 담가 쭉정이를 골라 낸다.
2. 이것을 종이에 펴서 그늘에서 말린다.
3. 말린 것을 가마솥(또는 프라이팬)에서 볶되 너무 볶지 않도록 매우 조심한다.
4. 볶은 들깨를 까불어서 이물질을 제거한다.
5. 이렇게 손질한 것을 물에 불렸다가 맷돌이나 믹서로 묽게 간다.
6. 믹서에 간 것을 베보자기나 거즈로 짜낸다.
7. 짜낸 즙을 시원한 물에 타서 적당히 마시면 된다.(찌꺼기는 따로 모아 거즈나 베보자기에 싸서 피부에 문지르면 살결이 부드러워진다.)

※ 마시는 양은 아침 저녁으로 한 컵씩 정도. 마시는 기간은 만족스런 결과가 나타날 때까지이고, 평생 해도 탈은 없다.

1. 들깻잎을 따서 마른 행주로 잎의 앞뒷면을 깨끗이 닦는다.

2. 찹쌀가루로 되직하게 풀을 쑨다.

3. 파, 마늘, 참기름, 후춧가루 등을 함께 섞어, 여러 양념을 다져 으깬 다음 이것을 찹쌀풀에 섞는다.

4. 이 찹쌀풀을 들깻잎 뒷면에 얇게 바른다.

5. 검은깨를 그 위에 뿌린 다음, 깻잎을 한 장씩 채반에 펼쳐 얹어 햇볕에 말린다.(반듯이 햇볕에 말릴 것. 찹쌀풀은 깻잎 뒤편에 만 칠할 것.)

6. 바싹 마른 것을 상자나 비닐봉지에 넣고 밀봉하여 겨울까지 보 관했다가, 겨울철에 꺼내어 끓는 면실유에 1초쯤 슬쩍 담갔다 가 꺼내면, 찹쌀가루가 부풀어 오르면서 깻잎은 뒤쪽으로 도르 르 말린다.(이렇게 하면 깻잎 특유의 향기가 그대로 되살아날 뿐만 아니라 바삭바삭 씹히는 맛이 일품이다. 맥주 안주로도 좋지만, 그냥 먹으면 먹을수록 정신이 맑아진다고 한다.)

27_ 땅두릅나무

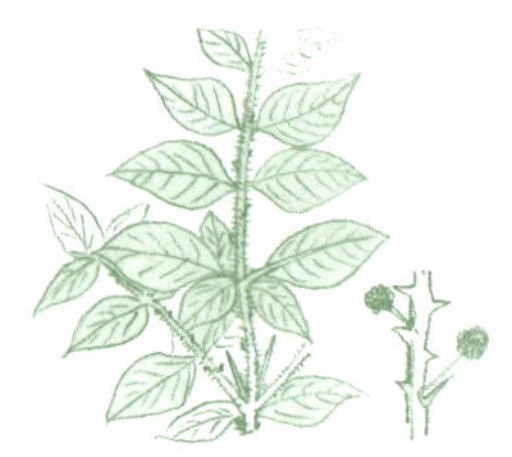

　땅두릅나무(五加)는 두릅나무과에 속하는 낙엽활엽관목으로서 줄기에 가시가 있고 잎은 단엽(單葉)이며, 손바닥 모양으로 주맥(主脈)이 나와 5～7갈래로 갈라졌으며, 잎 뒤에 가시가 있다.

　깊은 산의 숲 속에 나는데 어린순을 땅두릅이라 하며 데쳐서 초간장에 찍어 먹는다. 줄기와 가지는 물론 뿌리의 껍질도 오가피라는 이름의 약제로 쓴다. 봄에 싹이 나오면 뿌리를 캐내어 물에 씻어 겉껍질을 벗기고, 길이 6～9cm쯤으로 썰어서 말려 둔다. 이것을 하루에 5～10g씩 달여 마시면 강장(强壯)의 효과가 있다.

　중풍에도 좋고 상식하면 살결이 고와진다고 한다.

　『약용식물사전』에는 "오가피는 산증(疝症)과 복통을 다스리고 강장, 강정의 효과가 있으며 음위(陰痿), 신경쇠약증에 쓰이고 1회의 용량은 38g가량을 달여서 마신다. 오가피주도 강장, 강정의 효과가 있다."고 나와 있으며, 『본초강목』에는 "오가피는 기를 익(益)하고 정(精)을 더하며, 근골(筋骨)을 야물게 하고, 남자의 음위(陰痿)와 여자의 음부가 가려운 것을 다스린다. 또한 무릎과 다리의 통증을 다스리며 아이가 3살이 되어도 걷지 못할 때에, 이것을 달여 먹이면 걷게 된다."고 쓰여 있다.

28_ 땅콩

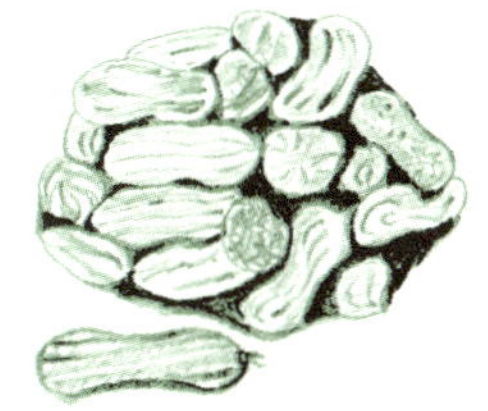

협과류 중에서 우리와 가장 친숙한 것이 땅콩(落花生: 낙화생)이다. 땅콩은 낙화생이라고도 불리는데, 우리나라에는 근대에 들어온 식물이다.

땅콩 한 줌에는 밥 2공기와 맞먹는 열량이 있으며, 영양의 균형이 잡힌 이상적인 강장식품이라고 일컬어진다. 열량 소모가 심한 운동선수들에게는 위장에 부담스럽지 않게 열량을 섭취할 수 있다는 점에서 호평을 받고 있는 식품이다.

땅콩은 지방, 단백질, 비타민 B_1, B_2, E, 칼슘, 철분 등을 다량 함유하고 있다. 그러나 손쉽게 먹을 수 있다고 하여 한꺼번에 많이 먹으면 소화불량을 일으키므로 적당히 먹어야 한다.

비타민 B_2는 평소 아무래도 부족해지기 쉬우나 땅콩을 하루에 10알쯤만 먹어도 충분히 보충된다. 또 B_2에는 해독작용이 있어 간장을 강화해 주므로 맥주 안주로 땅콩을 먹는 것은 과학적으로 합당하다고 하겠다.

견과류(밤, 호도, 은행, 잣, 땅콩 따위)를 많이 먹는 사람 중에 장수하는 이가 많다는 것도 리놀산이나 비타민 E가 피 속의 콜레스테롤을 낮추어 주는 작용을 하기 때문에 동맥경화 같은 성인병을 예방할 수 있기 때문이다.

약으로 쓰는 법

1. 땅콩에 들어 있는 양질의 지방과 단백질, 비타민, 미네랄 등이 조혈 작용을 촉진시켜 빈혈을 막아 준다.

2. 티록신, 비타민 E가 혈행을 촉진시켜 주므로, 몸을 데워 냉증이 있는 여성들에게 많은 도움이 된다. 신진대사도 활발하게 해주므로, 비만의 치료에도 효과가 있다. 해조류(미역, 다시마, 파래, 김, 모자반 따위)와 함께 먹으면 좋은 효과를 기대할 수 있다.

3. 변비와 미용에 좋은 것은 비타민 B_1이 탄수화물의 대사를 촉진시키기 때문이다. 양질의 지방은 흡수가 잘 되어 살결을 부드럽게 해 주고 윤이 나게 한다. 땅콩을 평소에 자주 먹으면 살결이 고와지고 피부의 노화를 막아 준다.

29_ 떡쑥

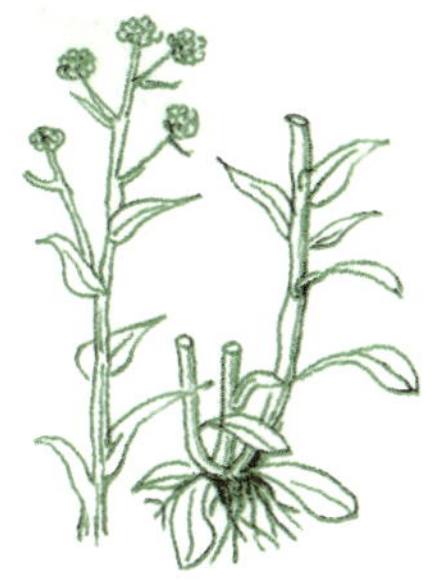

떡쑥은 국화과에 속하는 한해살이풀로서, 사람들이 살고 있는 마을 근처의 들에 자생하는데, 줄기는 2~3m까지 자라고 전체에 솜털이 나 있다. 여름에 줄기 끝에 누런빛의 꽃이 핀다. 어린 싹과 잎은 나물로 먹을 수 있으며, 떡에 넣어 먹기도 한다.

『약초의 지식』에는 "떡쑥은 생잎을 짓찧어 쌀가루로 버무려 단자(새알)를 만들어 쪄서 먹으면, 그 맛과 향이 아주 좋다."고 쓰여 있다.

한방 약명은 서국초인데, 그 밖에도 여러 가지 이름으로 불리고 있다.

1. 기침약으로 또는 가래를 삭이기 위해서 달여 마신다.
2. 떡쑥꽃을 말려 담배로 피우면 천식이 예방된다고 한다.
3. 『의학입문』에는 "떡쑥은 기침과 담을 다스리고 폐 속을 깨끗이 해 준다."고 나와 있고 『약초의 지식』에는 "옴이 올랐거나 습진이 생겼을 때에 떡쑥을 고추와 함께 태워 재를 만들어서 생

참기름에 개어 바르면 낫는다.”고 나와 있다. 이때 쓰는 날참기름은 참깨를 볶아서 기름을 짠 참기름이 아니라 날참깨로 짠 기름이다.

약으로 쓸 때의 참기름은 날참깨로 짠 참기름이라는 것은 다른 데에서 말해 둔 바가 있다.

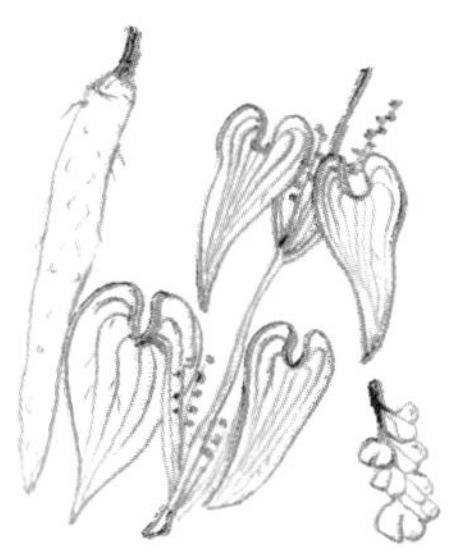

　마(山芋: 산우)는 마과에 속하는 여러해살이 덩굴식물로서 산야에 자생하는데 밭에서 재배도 한다. 마는 땅 속에 굵고 긴 덩이뿌리를 갖추고 있으며, 잎은 마주 나면서 끝이 뾰족한 달걀형이다. 잎 곁에 나오는 육아(肉芽)는 먹을 수 있으며, 덩이뿌리는 쪄서도 먹고 조리해서도 먹으며, 갈아서 간을 하여 뜨거운 밥 위에 얹어 먹기도 한다.

　또한 껍질을 벗긴 다음 쪄서 말린 것은 산약(山藥)이라는 한약 재료로 중용되며 보약에는 반드시 들어가는 좋은 영양제이다. 예부터 산감자라고 불려온 점으로 보아 널리 식용해 왔던 것 같으며, 마를 강판에 갈아보면 달걀을 깨뜨려 저어 놓은 것 같이 찐득하다. 마에는 무찐(찐득한 물질), 아탄트인, 알긴, 콜린 등과 일종의 디아스타제가 함유되어 있다.

　마는 재배한 것보다는 산에서 캔 것이 약성이 훨씬 강하다.

1. 부스럼, 동상, 화상, 뜸뜬 자리가 헌 데, 유종(젖앓이) 등에는 마를 강판에 갈아서 밀가루를 섞어 반죽하여 헝겊에 펴서 붙여

두면 낫는다.

2. 도한(盜汗: 식은땀), 유정(遺精), 오줌 싸는 데 등에는 산약을 하루에 15g씩 달여서 마시면 낫는다.

3. 마를 강판에 갈아서 밥에 얹어 먹기를 계속하면 허약 체질이 보강되고 오장이 튼튼해지며, 근골(筋骨)이 강화되고 정신이 안정된다.

4. 그 밖에도 마를 먹거나 산약을 달여 먹음으로써 효험을 얻는 질환에는 다음과 같은 것이 있다.

천식, 설사, 당뇨병, 부종, 종기, 조울증 등등.

31_ 마늘

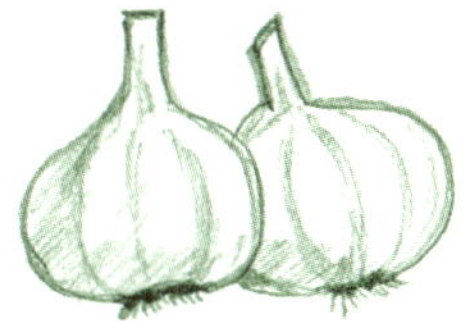

마늘(大蒜: 대산)은 백합과에 속하는 재배식물로서 예부터 이집트, 그리스 등지에서 재배되기 시작하던 것이 중국을 거쳐 우리나라에까지 오게 된 것이다.

『본초강목』에 보면 "한나라 때에 장건이란 사람이 서역(西域)에 갔다 올 때에 가져와서 심기 시작했다."는 기록이 있다. 고유한 마늘 음식으로는 마늘장아찌, 마늘적, 마늘쫑구이, 마늘잎조림 등이 있다.

마늘은 기생충 구제에 효과가 있으며 마늘즙은 각종 세균의 발육을 저지시킨다고 한다. 『약용식물사전』에는 "마늘은 폐결핵, 늑막염의 특효약"이라고 기록되어 있으며, "마늘 3쪽을 껍질을 벗겨 즙을 내어 마시면 설사가 멎고 위경련에도 좋다."고 되어 있다.

또 "이뇨, 건위, 구충에 사용하는 외에 완화제, 신경 진정제, 장내의 살균, 기생충의 구제에 유효하다. 그리고 일반 강장제로서 효과가 있다."고 나와 있으며 『본초비요』에는 "마늘은 위를 데워 주고 비(脾)를 건강하게 해 준다. 한습(寒濕)을 없애고 서기(暑氣)를 풀어 준다. 종기를 사라지게 하는 데에는 마늘을 짓찧어 생참기름에 개어 붙인다. 육식을 소화시켜 주며 중독을 없앤다."고 나와 있다.

마늘로 크림을 만들어 바르면 얼굴에 잔주름이 생기지 않고 늙어서도 피부가 고와진다고 전해진다.

마늘에 대해서는 새삼 설명이 필요 없을 만큼 마늘은 우리의 식생활과 너무도 밀접한 관계에 있다. 마늘 없이는 양념을 만들 수 없을 정도이고 요리를 하는 데는 없어서는 안 될 필수품이다.

마늘의 효능

마늘은 우리나라 사람들의 양념감으로 소중하게 쓰이고 있을 뿐만 아니라 약으로도 널리 쓰인다. 종기와 부스럼을 치료해주고 진통, 지혈 작용도 한다.

비위를 건강하게 해 주고 양기를 돋우어 준다. 봄, 가을에는 적게 먹고, 여름과 겨울에는 많이 먹는 것이 좋다. 간장에 식초를 타서 끓인 것에 1년간 담가 두었다가 먹으면 독기를 제거시켜 주고 비위를 튼튼하게 해준다. 그 밖에도 마늘은 다음과 같은 데에 쓰이기도 한다.

1. 일사병이나 긴 여행의 피로로 멀미를 하여 쓰러졌을 때에는 껍질 벗긴 마늘 3~5쪽을 짓찧어 냉수로 먹이면 깨어난다.
2. 매일 식사 때마다 마늘 2~3쪽을 된장에 찍어 먹으면, 2~3개월 후에는 고혈압이 치료된다.
3. 설사가 계속되어 잘 낫지 않을 때에는, 매 식전에 구운 마늘 한 쪽씩을 먹으면 된다.
4. 머리 밑이 가려울 때에는 마늘을 썰어 그 조각으로 문지르면

된다.

5. 발가락에 티눈이 생겼을 때에는 마늘을 짓찧어 2~3번 붙여 두면 낫는다.

6. 마늘의 겉껍질을 벗겨서 끓인 식초에 1년간 담가 두었다가 하루에 1통씩 장복을 하면 비·위를 건강하게 해주고 보양이 된다.

7. 아침 저녁 공복에 마늘 7쪽을 젖은 종이에 싸서 약한 불에 구워 먹으면 좋은 보양제가 된다.

8. 설사가 멎지 않을 때에는 식전에 구운 마늘 한 쪽씩을 먹으면 된다.

9. 매 식사 때에 생마늘 3~5쪽씩을 계속 먹으면, 독감과 암을 예방할 수가 있다고 한다.

※ 마늘을 먹고 나서 나는 냄새를 막으려면 감, 곶감, 대추 등을 먹으면 된다.

32_ 마늘엿

마늘이 우리의 건강에 좋은 것임은 다 알고 있으면서도 그 냄새 때문에 내놓고 먹지 못하는 애로사항도 있다. 그래서 그 냄새를 풍기지 않고 먹을 수 있는 마늘엿에 대해서 알아 보기로 한다.

먼저 좁쌀로 밥을 짓고 엿기름을 넣어 버무린 후에, 이것으로 한 솥 정도의 감주를 만든 다음 걸러서 반 되 가량의 마늘을 넣어 고아 엿을 만든다. 솥은 큰 것을 쓰는 것이 좋고 마늘은 너무 많이 넣지 않는 것이 좋다.

그래도 마늘 냄새가 조금은 난다. 하지만 생마늘이나 구운마늘에 비하면 냄새가 거의 없다고 할 수 있다. 하루에 3번, 한 번에 한 숟가락씩 먹으면 다음과 같은 효과를 볼 수 있다.

① 정력 증강, 보비위(補脾胃), 건위, 제독(除毒).

② 성욕 증진, 기력 강화.

※ 과용하면 시력이 약화될 수도 있다고 한다.

33_ 마타리

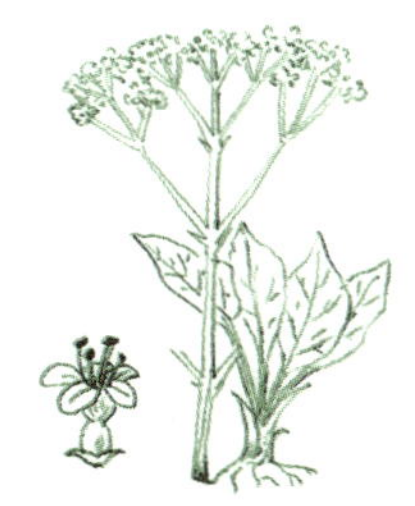

마타리(敗醬: 패장, 女郞花: 여랑화)는 마타리과에 속하는 여러해살이풀로서 우리나라 산과 들, 습지에 널리 자생하고 있어서 여름에서 가을 사이에 어디서나 볼 수 있으며, 나물로도 먹고 있는 식물이다. 일본말로는 '오미나에시'라고 하며, 가을의 7가지 꽃 중의 하나로서 유명한 식물이다.

마타리는 한방에서는 체(滯)를 내리는 약으로 쓰는 외에 지혈약으로도 쓰고 있다. 『약용식물사전』에는 "마타리 뿌리를 달인 물로 눈을 씻으면 유행성결막염을 다스리며, 또한 즙을 짜서 하루에 8g을 3번으로 나누어 마시면 옹종(擁腫＝작은 종기), 부종, 토혈, 비혈(코피), 대하증, 산후 복통 등에 탁효가 있다."고 나와 있다.

『본초강목』에는 "마타리 뿌리는 어혈을 풀고 곪게 하며, 산후의 모든 병을 다스리고 옴, 눈병, 난청 등을 다스린다. 8월에 뿌리를 캐어 말려서 쓴다."고 나와 있으며, 『약초의 지식』에는 "마타리는 악성 대하증에 뿌리를 하루에 8g씩 달여서 마신다. 산후를 깨끗하게 하는 데에는 하루에 10g가량을 달여 먹는다."고 나와 있다.

요컨대 마타리는 뿌리를 캐다가 말려 두고, 필요한 때에 달여서 쓰면 효과를 본다는 것이다.

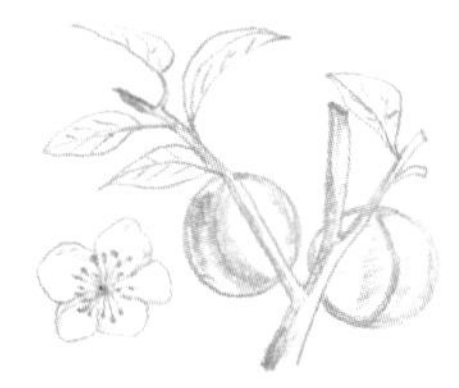

매실(梅實)은 옛날에는 껍질을 벗기고 짚불 연기에 그을려서 말려(烏梅: 오매) 두었다가 기침, 설사, 소갈에 약으로 썼으며, 또 매실을 갈아 즙을 짜 햇볕에 말려서(烏梅膏: 오매고) 여름철 배앓이 때에 써 왔다.

그러나 지금은 소주에 담가 매실주를 만들어 먹기도 하고, 오매고를 매실 엑스트렉트라 하여 물에 타서 마시기도 한다. 또한 매실을 설탕을 탄 식초에 담가 두었다가 그 물을 희석하여 여름철 청량음료로 쓰기도 하는데, 일본 사람들이 즐겨 먹는 매실절임(우매보시)은 우리나라에서도 만들어 팔고 있다.

매실에는 살균력이 있고 정장 효과가 있어서 장티푸스 같은 음식물에서 오는 전염병이나 체했을 때에 좋고, 물을 갈아 먹는 사람에게도 좋다. 또한 매실절임(우매보시)은 위산과다증과는 정반대인 저산증(低酸症)에도 좋은 효과를 나타낸다. 변비와 설사를 반복하는 사람은 저산증이라고 보아도 좋은 사람이고, 이것은 위암 발생의 원인이 되기도 하므로, 이런 사람에게 매실절임은 아주 좋은 식품이라 하겠다.

오매고, 매실 엑스트렉트, 매실절임, 매실초, 매실주 등은 모두 오랜 보관이나 저장이 가능하여 한번 만들어 두면 두고두고 이용할 수가 있어 좋다.

1. 피로회복 체력증진에 효과가 있다.
2. 식욕을 증진시키고 소화를 촉진시킨다.
3. 위장병을 낫게 해 주고 여름을 타지 않게 한다.
4. 신진대사를 활발하게 해 주는 노화 방지에 효과가 크다.
5. 방사성 물질을 체외로 배설시켜 주는 성질이 있어 공해가 심한 현대인에게 필수불가결한 식품이라고 할 만하다.

1. 덜 익은 매실을 잘 씻어서 물에 하루 동안 담가 둔다.
2. 20~30개쯤 남겨 두고 소쿠리에 건져 소쿠리 째 열탕에 5분간 담가 두면 매실이 익어 물렁물렁하게 된다.
3. 발을 펴고 널어 햇볕에 5~6일 말린다.
4. 붉은 차조기 잎(赤蘇葉: 적소엽)을 씻어 소금을 쳐서 비벼 즙이 나오면 따라 버리고 처음에 남겨 둔 매실(20~30개)을 강판에 갈아서 차조기와 같이 섞어 놓는다.
5. 매실을 항아리에 담는데, 차조기 비빈 것에 소금을 더 쳐서 차조기와 매실을 갈아 섞은 것이 매실 사이사이에 골고루 들어가게 한다.
6. 맨 위에는 차조기 비빈 것으로 덮고 소주를 부어 누름판을 얹고 무거운 돌로 눌러 둔다.

7. 15~16일이 지나면 뚜껑을 유리판으로 덮고 햇볕을 쬔다. 이것
   을 4~5회 반복한 뒤 보관해 둔다.

매실초 만드는 법

1. 덜 익은 매실을 씻어 물기를 뺀다.
2. 항아리에 넣고 흑설탕을 매실 무게만큼 부은 다음 매실이 잠길
   만큼 양조식초(현미식초나 사과식초 등)를 붓는다.
3. 6개월쯤 지난 뒤부터 구미에 맞게 찬물로 희석하여 마시면, 여
   름철에는 더없이 좋은 청량음료가 된다.

매실 엑스트렉트(梅實膏: 매실고) 만드는 법

매실은 음력 단오 전후 한 일주일 사이가 '매실의 적기'이다. 이
무렵에 청과 시장에 가서 초록색을 띤 것 말고 약간 하늘색에 가
까운 것을 구해다가(씨가 작고 과육이 깊다) 깨끗이 씻어 소쿠리에
건져 물기를 완전히 뺀 다음, 씨를 발라 과육으로만 즙을 짠다.

이 즙을 쟁반이나 항아리 뚜껑 같은 넓은 그릇에 담아 햇볕에
쬐어 수분을 증발시킨다. 맑은 날 2주일쯤 말리면 새까맣게 윤이
나는 조청같이 된다. 이것을 유리병에 옮겨 담아 두면 오래 두어
도 상하지 않는다.

이것을 차순가락으로 하나씩 컵에 떠 담고 더운물을 부어서 잘
저어 마시면, 피를 맑게 해주고 소화기 계통의 질환에 특효가 있
다. 아이들이 소화불량일 때는 콩알만큼만 먹여도 효험을 본다. 어
른들이 장복을 하면 건강에 아주 좋다.

강장, 통변, 안정(眼睛: 눈동자)에 큰 효과가 있다.

매인(껍질을 벗긴 매실 씨)을 볶아 빻아 두고 매일 조석으로 한 순가락씩 온수로 장복하면, 장(腸)이 실해지고 통변이 잘 되며 눈이 맑아진다.

35_ 머위

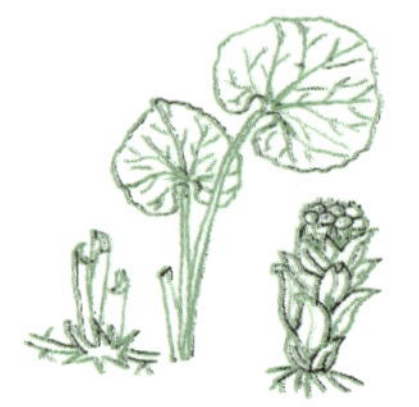

머위(款冬: 관동)는 국화과에 속하는 여러해살이풀로서 산과 들에 자생하며, 원예식물로 재배하기도 한다. 잎 꼭지가 7cm쯤 자라며, 그 위쪽에 둥근 잎이 돋아나고 초봄에 뿌리줄기에서 꽃봉오리가 나와서 뭉치로 붉은 꽃이 핀다.

머위는 잎을 삶아 물에 담가두어, 아린 맛을 빼고 난 뒤에 쌈을 싸 먹으며, 줄거리는 장아찌를 만들어 먹는다.

또한 줄기는 삶아서 껍질을 벗기고 물에 담가 아린 맛을 뺀 다음, 물기를 거둔 후 소금을 뿌려 두었다가 간이 배면 밀가루에 버무려 쪄서 먹기도 한다.

한방에서는 머위꽃을 관동화(款冬花)라 하여 진해 거담제로 쓴다. 머위는 오래 전부터 우리 조상들이 기침, 가래, 천식, 폐질환 등에 특효약으로 써 왔다. 『본초강목』에는 "머위꽃은 폐를 윤활하게 하고 담을 없앤다. 기침을 멎게 하고 피고름을 다스린다. 가슴이 답답하고 목이 마른 증세를 없애고 피로를 풀어 준다."고 쓰여 있고, 『집험방(集驗方)』에는 "치루(痔瘻)에 머위꽃을 씹어 붙이면 한두 번에 곧 낫는다."고 쓰여 있다.

36_ 메꽃

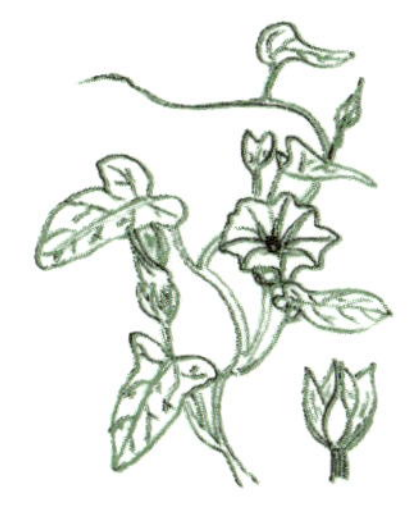

　메꽃(旋花)은 메꽃과에 속하는 여러해살이 덩굴식물로서 들이나 못가에 자생한다. 줄기는 가늘고 길며, 다른 식물에 왼쪽으로 감아 올라간다. 잎 모양은 화살촉 같고 꽃은 담홍색인데, 나팔꽃보다 조금 작은 것이 낮에 피었다가 저녁에 시들며, 꽃이 진 뒤에 둥근 열매를 맺는다. 잎, 꽃, 뿌리가 다 한약재로 쓰이고 어린잎은 나물로 먹으며, 뿌리는 생식 또는 쪄서 죽에 넣어 먹으며, 가루로 만들어 곡식 가루와 함께 쪄서 떡을 만들어 먹기도 한다.

　옛날에는 구황식물(救荒植物)로서 춘궁기에 식량이 떨어지면 메꽃을 따다가 먹었으며, 일본군이 패전 당시 만주에서 이것으로 연명했다는 기록도 남아 있다.

　메꽃은 한방에서 이뇨, 강정, 흥분제로 이용된다. 『약초의 지식』에는 "메꽃은 부인의 불감증, 방광염, 정력감퇴, 당뇨병, 이뇨제로서 전초 15g을 하루치로 달여 먹는다."고 나와 있다.

　『본초강목』에는 "메꽃은 기(氣)를 늘리고, 얼굴의 주름을 없애며 얼굴색을 좋게 한다."고 나와 있으며, 『본초비요』에는 "메꽃은 혈액을 통하게 하고 담결(痰結)을 없애며, 대장의 수종(水腫)을 다스리고 뿌리는 근육이 상한 데에 즙을 내어 바른다."고 적혀 있다.

37_ 메밀가루

메밀에는 통변 작용을 돕는 성분이 있다고 하여 예부터 위장병 환자의 특효 식물로 널리 쓰여 왔다. 요즘은 강압 작용이 인정되어 고혈압 환자들에게 애용되고 있을 뿐만 아니라, 황달에도 메밀죽에 무를 듬뿍 넣어 끓여 먹으면 효과를 얻는다고 전해지고 있다.

산모가 산후 진통이 있을 때에는 메밀가루를 물에 타서 먹으면 자궁 수축이 원인인 속발성(續發性) 복강내동통(腹腔內疼痛)이 저절로 사라진다.

메밀은 식용이나 약용으로 필요에 따라 먹는 것은 좋으나, 장복하면 살이 빠진다. 메밀로 만들 수 있는 음식으로는 메밀국수, 메밀묵, 메밀범벅 등이 있으나, 민간요법으로는 산후의 산모에게 볶은 메밀가루를 물에 타서 바로 먹여 위에서 말한 산후 동통을 예방·치료하는 데에 이용하고 있다.

메밀가루를 만드는 방법은 껍질을 벗긴 메밀쌀을 사다가 볶아서 방앗간에 가서 빻아 오면 된다.

메밀가루를 미지근한 물로 마요네즈보다 조금 되게 반죽하여 무명이나 거즈에 펴고, 그 위에 다시 무명이나 거즈를 대어 샌드위치처럼 만들어 환부에 붙인다.

메밀가루 파스타는 복수(腹水)를 제거시키는 효과가 있다. 아플 때에는 그 위에 데운 곤약을 얹어 따뜻하게 해 준다.

38_ 명아주

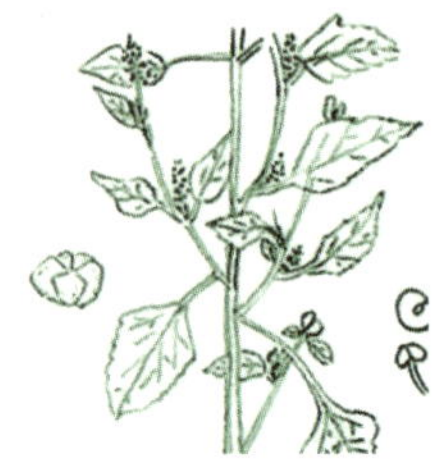

    명아주(藜: 려)는 명아주과에 속하는 한해살이풀로서 전야(田野)에 자생한다. 어린잎은 식용한다. 삶아서 무쳐 먹으면 맛이 좋다. 명아줏대로 만든 지팡이를 청려장(靑藜杖)이라고 하는데, 질기고 가벼워서 옛날 나이가 많아 벼슬에서 물러난 정승들에게 임금님이 특별히 하사하던 좋은 지팡이이다.

    지금도 일부러 명아주를 가꾸어 청려장을 만들어 팔고 있다.

    명아주는 충치로 이가 아플 때에 마른 잎을 달여 그 물을 머금고 있으면 낫고, 독충에 물렸을 때는 즙을 내어 바르면 낫는다.

    『약초의 지식』에는 "천식에 달여 마시면 되고, 중풍에는 전초를 말려 달여서 식간에 먹으면 유효하다."고 나와 있다.

    그리고 명아주를 천식에 쓸 때에는 뿌리도 함께 썰어 넣고 분량은 하루 20g 가량을 물 3홉에 달여서 반이 되거든 하루에 3번으로 나누어 마시는 것으로 되어 있다.

39_ 무

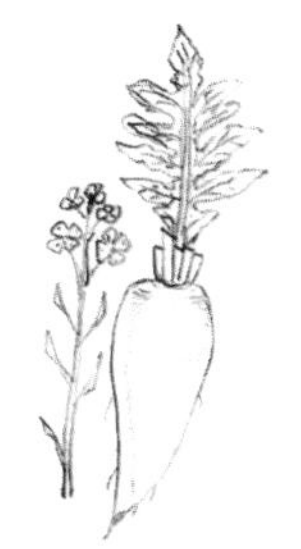

공기나 햇빛이 중요하다는 것을 평소에는 크게 느끼지 못하듯이 무는 평소 흔하게 먹고 있으면서도 그것이 우리 몸에 얼마나 이로우며 어떤 작용을 하고 있는지를 아는 사람은 드물다.

무는 사철을 통하여 흔하게 먹고 있는 식품으로 날로도 먹고 익혀서도 먹고 말려서도 먹는 매우 소중한 식품이다. 껍질째 먹기를 권할 만큼 비타민은 껍질에 많고 그 함유량은 속살의 2배나 되므로 절대로 껍질을 버려서는 안 된다. 무즙을 낼 때에는 철제품을 쓰지 말고 도기로 된 강판을 이용하고, 천천히 갈아야 맵지도 않고 양분도 파괴되지 않는다.

떡을 먹을 때 물김치를 곁들이는 조상들의 지혜는 경험을 통해서 터득한 지식이다. 무 속에 들어 있는 디아스타아제, 글리코시다아제, 그 밖의 소화 효소가 전분의 소화를 돕는 까닭이다.

무의 껍질에는 비타민 P와 칼슘이 많다. 비타민 P는 실핏줄을 강화하는 작용을 하므로 고혈압, 당뇨병, 뇌출혈 등의 예방에 아주 좋다. 기침이나 목이 아픈 데에도 무즙이 잘 듣는다.

뿌리와 마찬가지로 무청에도 비타민, 철분, 칼슘 등이 풍부하므로 많이 이용하는 게 좋다. 무절임에도 약효가 있다. 허약 체질, 쉬이 피로하는 사람, 살찌는 사람들은 적극적으로 무 절임을 먹는 게 좋다. 시장에서 파는 것보다는 집에서 담가 먹는 게 좋은 것은 말할 나위도 없다.

무절임 만드는 법

재료: 무 15kg, 쌀겨 880g, 굵은 소금 800g, 무 시래기(무청) 10포기 분, 말린 사과껍질, 감껍질, 귤껍질 조금씩.

오래 보관하는 것일수록 소금은 많이, 쌀겨는 적게 넣는다.

1. 무를 5~6개 씩 엮어서 햇빛이 잘 들고 통풍이 잘 되는 처마 밑에 매달아둔다. 무청은 그늘에 말리고 무는 꺾어질 때까지 말린다.

2. 나무통을 열탕 소독을 한 다음 쌀겨에 소금을 섞어 둔다.

3. 말린 무는 판자 위에 놓고 힘껏 여러 차례 비벼 놓는다.

4. 나무통 바닥에 두 움큼 정도의 쌀겨와 소금을 섞은 것을 깔아 놓는다.

5. 말린 무를 틈새가 없게 매우 눌러 가면서 다져 넣는다. 그리고 그 위에 다시 소금과 쌀겨를 섞은 것을 덮고, 그 위에 말린 과일 껍질을 얹는다. 이와 같은 일을 여러 번 반복한다.

6. 맨 위에 나무 뚜껑을 얹고 무거운 돌로 눌러 놓기 전에 쌀겨를 무가 보이지 않을 만큼 두툼하게 덮고, 다시 말린 시래기를 쌀겨가 보이지 않을 만큼 덮는다.

7. 5~6일 지나면 쌀겨가 눅눅하게 젖어 들고, 1달쯤 지나면 간이 든다.

※ 과일 껍질을 넣으면 빛깔이 좋고 맛이 좋아진다. 그리고 무는

또 다음과 같은 효과도 얻을 수가 있다.

1. 무청에는 엽록소와 비타민 A가 많으므로 무청을 먹으면 얼굴
   이 고와진다.
2. 무를 해파리와 각각 채쳐서 무쳐 먹으면 가래가 삭는다.
3. 무청에 생강과 소금을 쳐서 하룻밤 절여 두면 성 호르몬의 분
   비를 자극하여 정력을 증강시켜 주는 '무청 절임'이 된다.
4. 충치나 입, 혀가 아플 때는 무즙으로 양치질을 한다.
5. 기침이 나고 목이 아프거나, 숙취로 괴로울 때에는 무즙에 꿀
   을 타서 마시면 시원해진다.
6. 평소 무를 많이 먹고 있으면 위장병, 어지럼증, 변비, 고혈압,
   뇌출혈 등이 예방된다.

40_ 미나리

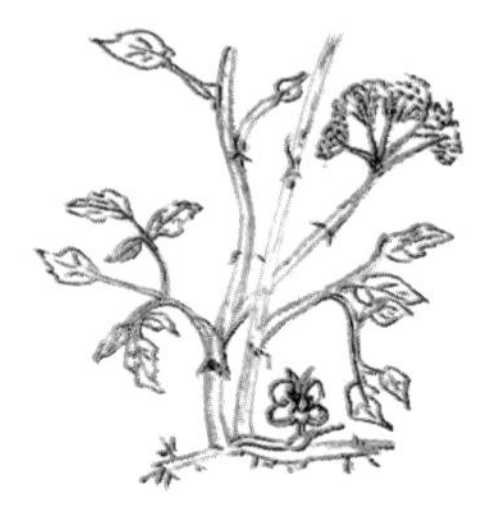

　식물학적으로 미나리(芹菜)가 무슨 과에 속하고 어느 곳에서 어떻게 자라고 하는 것이 우리에게 필요한 게 아니다. 어떻게 먹으면 어떤 결과가 나타나는가를 알아보는 것이 중요하다. 그러기에 우리네 조상 때부터 어떻게 먹어 왔는가를 알아보고 앞으로 우리는 어떻게 활용할 것인가를 알아보는 게 중요하다.

　지금 우리나라에서 미나리 생산지로서 유명한 곳이 몇 군데 있으나, 그것은 여기서 논할 일이 못 되고, 미나리가 우리 몸에 어떤 이로움을 주는가만 따지면 되는 것이다.

　『약용식물사전』에는 "미나리를 먹으면 류머티스에 좋고, 잎을 진하게 달여 마시면 어린이의 토사곽란에 좋다."고 되어 있으며, 『본초강목』에는 "번갈을 없애고 몸을 보해 주고 살찌게 하며 술독을 풀어준다."고 쓰여 있다. 어쨌거나 사람 몸에 좋은 얘기들만 있고 나쁘다는 말은 한 마디도 없다.

　그러면 미나리가 우리 몸에 어떻게 좋은지 구체적으로 알아보자!

1. 미나리즙을 마시면 혈압이 내려간다.
2. 미나리즙을 마시면 혈변이 낫는다.

3. 미나리즙을 마시거나 미나리를 삶아 먹으면 황달이 낫는다.

4. 미나리즙을 마시면 설사가 멈춘다.

5. 미나리즙은 연주창도 고쳐 준다.

6. 땀띠에는 미나리즙을 바르면 OK!

7. 오줌이 안 나올 때는 미나리즙을 마셔라.

8. 월경불순에는 미나리를 달여 마셔라.

9. 목이 아플 때에도 미나리즙이 최고다. 달여서 마셔보고 고아서
   마셔보시라. 미나리처럼 효과가 있는 약도 드물다.

미나리즙의 효능

1. 이유 없이 소변에 피가 섞여 나올 때에는 미나리즙을 식사 전
   에 1컵씩 마시면 낫는다.

2. 황달 증세가 보일 때, 즉 눈앞이 노래지거나 피부색이 누렇게
   되거든, 미나리즙을 매 식후에 한 컵씩 마시면 낫는다.

3. 매 식후에 미나리즙을 한 컵씩 마시면 살이 찌지 않는다.

41_ 민들레

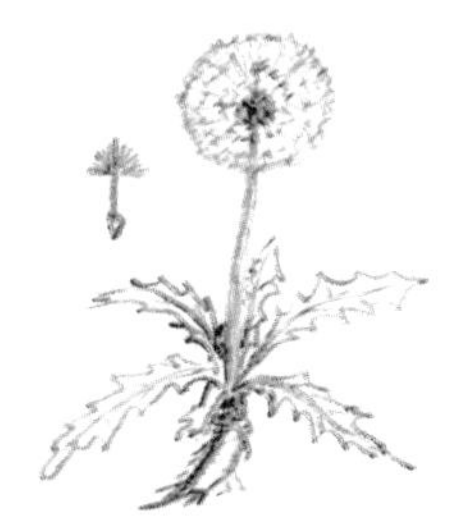

　　민들레(蒲公英)는 국화과에 속하는 여러해살이풀로서 산야에 자생한다. 이른 봄에 묵은 뿌리에서 잎이 돋아나는데 잎은 톱니처럼 갈라져 있다. 잎 사이에서 꽃줄기가 나와, 그 끝에 노랗거나 흰 혀 모양의 꽃이 피며, 꽃이 진 뒤에는 흰 관모(冠毛)가 나와 바람에 날려 멀리 흩어져 씨앗을 퍼뜨린다.

　　잎과 뿌리는 나물로 삶아 먹을 수 있으며, 약으로 쓰이는 데가 많다. 민들레는 꽃이 피기 전에, 전초를 캐다가 씻어 말려 두었다가 약으로 달여 먹고, 생잎을 씹어 먹으면 위궤양과 만성 위장병에 좋다고 한다. 민간에서는 민들레 잎을 많이 먹으면, 정력이 강해진다고 믿고 있다.

　　『약용식물사전』에는 "민들레는 건위, 이뇨, 해열, 최유(催乳)의 효과가 있는데 특히 건위, 최유의 효과는 현저하다."고 나와 있다. 그리고 "변비, 소화불량, 간장병, 황달, 수종, 천식, 거담, 자궁병, 식중독 등에 효과가 있다. 하루에 복용량은 15～20g이 적당하다."고 되어 있다.

1. 벌레에 물린 데에, 즙을 내어 바르면 독이 곧 풀린다.

2. 종기에도 민들레 즙을 바르면 낫는다.

3. 음식을 삼키기가 힘들 때에도 민들레뿌리 즙을 마시면 신효하다.

4. 유종(乳腫)에도 민들레 즙이 효과가 있다.

42_ 바디나물

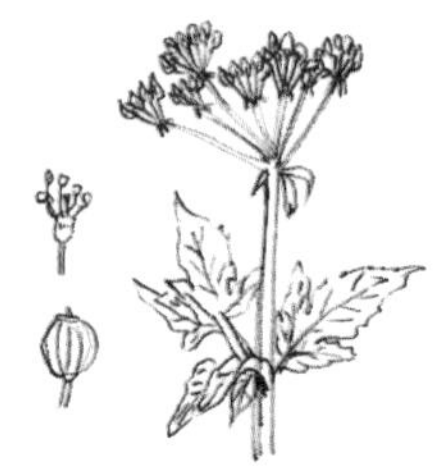

바디나물(前胡: 전호)은 미나리과에 속하는 여러해살이풀로서 산과 들에 자생하며, 잎은 깃 모양에 겹잎으로 째지고 잎 꼭지는 통통하고 넓은 편이다.

가을에 검은 자줏빛 잔 꽃이 복산형 화서(複繖形花序)로 핀다. 꽃이 진 뒤, 타원형 열매를 맺으며, 어린잎은 데쳐서 나물로 먹는다. 바디나물의 뿌리는 한방 약명으로 전호(前胡)라고 하는데 꽃 피기 전, 봄에 싹이 틀 무렵에 캐어 씻어 말린 것으로 해열, 진통, 진해약으로 쓰인다.

『약용식물사전』에는 "전호는 방향성(芳香性)으로 맛이 약간 쓰다. 진통, 거담, 해열 작용이 있어 감기, 해열 등에 쓰이며, 메스꺼운 증세나 건위약에 배합제로 쓰인다."고 되어 있다.

또한 『본초강목』에는 "전호는 성질이 약간 차며 맛은 맵고 독은 없다. 모든 허로(虛勞: 허하고 피로함)를 다스린다. 가래가 차고 속이 막힌 것을 다스린다. 기침을 그치게 하고 위를 열어 주며 음식을 내려 준다."고 쓰여 있으며, 『본초비요』에는 "전호는 담열(痰熱)과 기침, 구역(욕지기), 곽란을 다스린다. 껍질이 희고 살은 검으며, 맛이 달고 향기로운 것이 좋은 것이다."고 쓰여 있다.

43_ 박

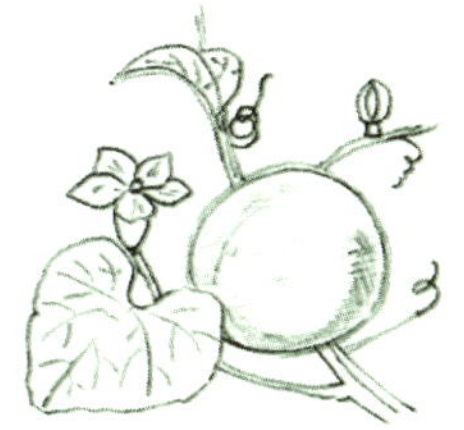

　박은 박과에 딸린 한해살이 덩굴식물로서, 원산지는 알려져 있지 않으나 열대, 온대 지방의 식물임에는 틀림이 없다.

　여물기 전의 열매는 이런저런 여러 방법으로 먹는데, 두드러진 게 박고지와 박나물이다. 예전에는 열매가 단단하게 익으면, 따서 속을 긁어내어 버리고, 쪄 말려서 바가지로 썼다. 이때 박을 쪄낸 다음에 겉껍질을 벗겼다.

　이것이 전형적인 박의 이용법이고, 식용으로 할 때에는 박을 따다가 삶아서 박 속은 파내 버리고 박 껍질 부위를 큼직하게 대충 썰어서 양념을 해서 볶아 먹는다.

　민간요법에서는 번열이 심할 때에는 박을 삶아 먹었다. 『본초강목』에는 "박은 이뇨 작용이 있어서 번갈(煩渴)을 없애며 심열을 다스린다. 소장, 심장, 폐장을 도와주고 담석을 다스린다."고 되어 있다.

44_ 박하

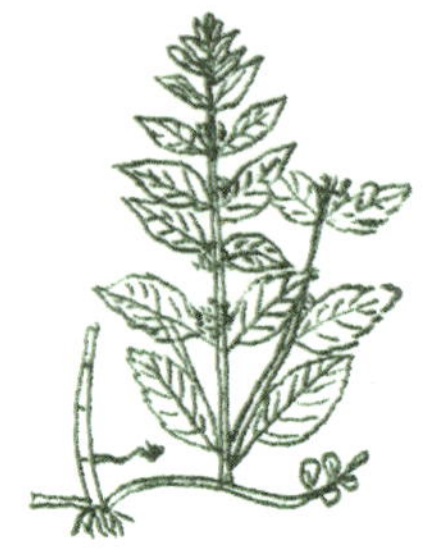

박하(薄荷)의 우리말 이름은 '영생이'이다. 꿀풀과에 속하는 숙근초로서 한국, 중국, 일본 등지에 분포되어 있다.

줄기에 짧은 털이 있고, 청량미 있는 향기가 있다. 어린잎은 식용한다.

박하의 효능

『본초강목』에는 "영생이는 채전(밭)에 심는데, 날로 먹는 것이 좋고 나물로도 먹는다. 영생이는 독한을 몰아 내고 상한(傷寒)에서 오는 두통을 다스린다. 두풍(頭風)을 없애고 관절을 통리하며 피로를 풀어 준다."고 쓰여 있다. 또한 『본초비요』에서는 "영생이는 풍과 열을 없애고 눈을 밝게 한다. 두통, 두풍, 중풍, 담이 있는 기침, 피부병을 다스린다. 허한 사람은 많이 먹지 않는 게 좋다."고 나와 있다.

45_ 배추

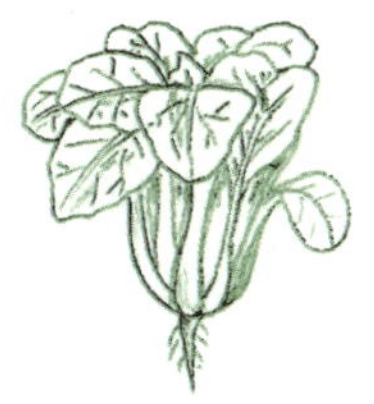

　배추(白菜)는 십자과에 속하는 월년초(越年草)로서 중국을 통해서 오래 전에 들어와 저장 채소로 중요성을 지니고 있으며, 김치의 재료로 연중 총애를 받고 있는 한국인의 필수 식용 채소이다.

　배추의 약용 효과는 알려진 바 없으나, 영양 식품으로 식탁에 반드시 등장한다. 민간요법으로는 화상을 입었을 때나 생안손을 앓을 때에 배추 잎을 약간 데쳐서 붙이면 낫는다고 한다.

　『본초강목』에는 "배추는 맛이 달고 독이 없다. 음식을 소화시키고 기(氣)를 내린다. 장과 위를 통리하고, 흉중(胸中)의 열을 없애며 주갈(酒渴)과 소갈을 멎게 한다. 소채 중에서 배추가 가장 많이 이용되는데 드물게 냉병이 생기는 일이 있으나, 그런 때에는 생강을 먹으면 풀린다. 씨를 짜서 기름을 내어 머리에 바르면 머리털이 잘 자란다."고 나와 있으며, 『의학입문(醫學入門)』에는 "배추를 약간 말려 그릇에 담고 뜨거운 물을 부어 사흘을 놔두면 약간 신맛이 생기는데 이것으로 나물을 무쳐 먹으면 가래가 삭아 없어지고 입맛이 되살아나며 그것으로 국을 끓여 먹으면 비위를 고르게 하며 술독이 풀린다."고 나와 있다.

46_ 별꽃

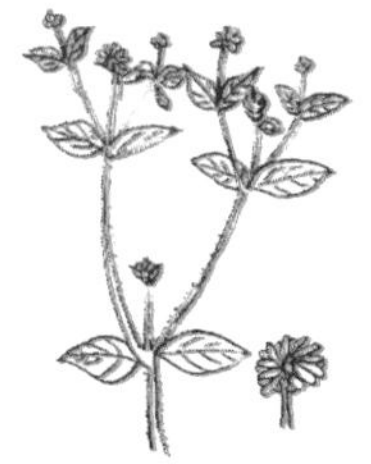

별꽃은 너도개미자리과(石竹科: 석죽과)에 속하는 한해살이풀로서 길가나 습지에 자생하는데, 줄기는 땅위에 덩굴 모양으로 뻗고 털이 있다.

어린잎은 나물로 장만하며 먹을 수 있다. 별꽃을 요리로 하여 먹으면 담백하고 맛이 좋다.

별꽃은 예전에는 민간요법으로 맹장염의 묘약으로 응용해 왔으며, 만성 맹장염 환자가 이 풀을 달여 먹고 나은 실례가 있다. 『약용식물사전』에는 "별꽃은 부인들의 산후 정혈(淨血) 및 최유(催乳)에 효과가 있는데 하루에 10g씩을 달여 먹는다. 맹장염에는 이 풀을 물에 담가 두었다가 그 물을 마시며, 또 각기증에는 이것을 계속 복용하면 탁효가 있다."고 하지만 요즈음 맹장염에 이 풀을 쓰라고 한들 누가 쓰겠는가?

또한 "이가 아플 때에는 줄기와 잎에 소금을 쳐서 짓찧어 물고 있으면 낫고, 부스럼이나 종기에도 이것을 붙여 두면 좋다."고 쓰여 있다. 그러나 그 어느 것이나 상식으로 참고할 정도일 뿐 현실적으로는 실용성이 희박하다.

47_ 부들

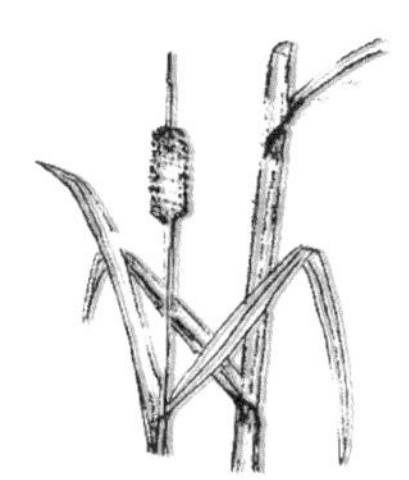

부들은 부들과에 속하는 숙근초로서 못이나 습지에서 자생한다. 줄기는 높이가 1m 이상 자라고 긴 잎이 떨기로 나며, 여름철에 잎 사이에서 줄기가 나와 이삭 모양의 암꽃과 수꽃이 핀다. 수꽃은 누런색이고 샛노란 꽃가루가 들어 있어 이것을 포황(蒲黃)이라 하고 어린싹은 향포(香蒲)라 하는데, 각각 한방약으로 쓰인다.

1. 『약용식물사전』에는 "포황을 달여서 쓰면 지혈, 이뇨, 보혈약으로 효과가 있고 또 발한, 지해, 천식에도 효과가 있다."고 나와 있다.

2. 그 밖에도 "심복(가슴과 배), 방광의 열을 없애고 자궁 출혈 등에 하루 14g 가량을 달여서 마시면 낫는다."고 쓰여 있다.

3. 『본초강목』에는 "부들은 출혈을 막고 어혈을 풀어주고 이질, 자궁 출혈을 다스린다. 종기를 파하는 데 생으로 쓰고, 혈을 보하고 지혈을 시킬 때는 볶아서 쓴다. 포황(꽃가루)은 볶아서 쓰는데, 변을 볼 때 피를 싸거나, 이질에 피가 섞여 나오는 것을 막는다. 부들의 어린 싹은 오장의 나쁜 기운을 없애고, 치아를 강하게 하며, 귀와 눈을 밝게 한다."고 나와 있다.

4. 혓바닥이 갈라졌을 때는 포황과 생강가루를 섞어 뿌리면 낫는

다.

5. 치질에는 포황을 한 숟가락씩 하루에 세 번 먹으면 좋다.

6. 해산하려 할 때 포황 8g을 더운물에 타서 마시면 속히 출산한
   다.

7. 산후 복통에는 포황 12g씩을 미음에 타서 마신다.

48_ 부추

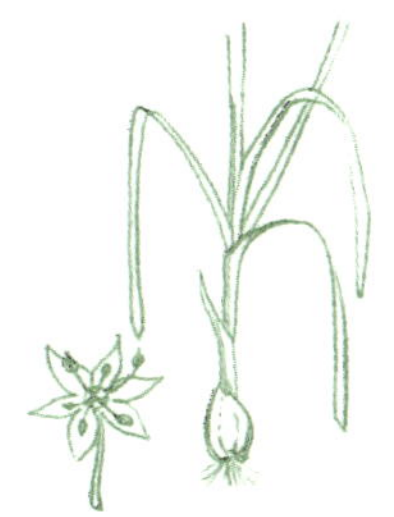

　부추(韭菜: 구채)는 백합과에 딸린 여러해살이풀로서 아시아가 원산지이나, 지금은 세계 각지에서 재배되고 있다. 봄철에 알뿌리에서 육질의 잎이 떨기로 돋아나며, 여름철에 잎 사이에서 푸른 줄기가 나와서 그 끝에 흰 빛의 작은 꽃이 핀다. 전체에서 특유의 냄새가 풍기는데, 산야에 자생하는 부추도 있다.

　부추에는 비타민 A · B_2 · C가 들어 있고, 단백질도 조금 들어 있다. 그 밖에 유황도 많이 들어 있고 철분도 다른 채소에 비하면 많이 들어 있는 편이다.

　부추는 중국 요리에는 절대 불가결한 채소이고, 이름은 지방에 따라서 다르다.

　부체, 부초, 솔, 정구지, 줄, 구체 등으로 불린다.

　『약용식물사전』에는 "부추는 보온의 성질이 있으므로, 냉성(冷性)인 사람이 조금씩 평소에 먹으면 체온을 유지하는 데에 효과가 있으며, 또 줄기를 먹으면 설사를 그치게 하는 효과가 있다. 또한 코피가 나는 데나 피를 토하는 데에도 효과가 있다."고 쓰여 있다.

　『본초강목』에도 "부추는 오장을 편하게 하고 위 속의 열을 없애며 허(虛)를 보한다. 허리, 무릎을 따뜻하게 하며, 가슴이 답답한 증세를 다스린다. 채소 중에서 이것이 가장 온화하여 도움이 많으니 평소에 꾸준히 먹으면 몽설과 요백(尿白)을 다스리고, 허리, 무릎을 따뜻하게 하며, 조루증을 다스리는 효과가 있으니 약간 볶아서 달여 마시면 좋다.”고 쓰여 있다.

한편 『본초강목』에는 “부추는 간을 돕는 채소이다. 심장에 좋고, 위를 보한다. 신장을 도와서 양기를 돋운다. 위의 열을 없애고 폐기를 돕는다. 이혈을 없애고 담을 제거하며 모든 혈증(피와 관계되는 병증)을 다스린다. 단, 꿀과 쇠고기와는 같이 먹지 말아야 한다. 부추 씨는 간과 신(腎)을 보하고 허리, 무릎을 데워 주며 유뇨(실금), 누정(몽정), 대하증 등을 다스린다. 부추 씨를 볶아 가루를 내어 먹거나 달여서 마신다.”고도 나와 있다.

1. 부추 생즙을 내어 생강즙을 타서 마시면 메스꺼운 증세가 없어진다.
2. 기침이 심할 때는 부추즙을 자주 마시면 좋다.
3. 중풍으로 정신을 잃었을 때는 부추즙을 콧구멍에 떨어뜨려 보라. 심할 때에는 양쪽 귀에도 떨어뜨려 본다.
4. 코피가 잦을 때는 부추즙이 약이다.
5. 가슴앓이에도 부추즙이 약이 된다.
6. 멍든 데에는 부추를 찧어 바르면 좋다.
7. 소변 불통에는 부추를 삶은 물로 배꼽 아래를 씻어 보시라.

부추는 성질이 따뜻하고 맛은 약간 시고 맵고 떫으나 독은 없다. 평소에 날로 무쳐 먹으면 아픔을 멎게 하고 독을 풀어 주며, 익혀서 먹으면 위장을 튼튼하게 해 주고 요실금도 막아 준다.

즙을 내어 먹으면 기침이 치료되고 출혈을 막아 주며, 어혈을 풀어준다. 또한 장복을 하면 요통도 치료된다.

삶은 물을 마시면 간질환이 있는 사람에게 효과가 있고, 치질이 있는 사람은 이 물로 씻으면 낫는다. 그러나 꿀이나 쇠고기와는 같이 먹는 것이 좋지 않다.

49_ 비름

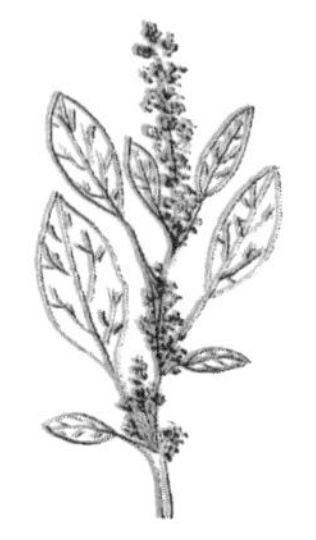

　비름(莧)은 비름과에 속하는 한해살이풀로서 밭이나 길가에 자생하는데, 근래에는 비닐하우스에서 재배하여 시장에서 팔고 있다. 아직 쇠비름은 가꾸어 팔지 않으나, 비름은 시금치만큼이나 흔하게 가게에서 볼 수가 있다.

　줄기와 잎은 부드러워, 데쳐서 소금 기름이나 고추장에 무쳐 먹으면 독특한 풍미가 있어 사람들이 즐겨 먹는다.

　비름은 옛날부터 민간약으로 사용되어 왔다. 혓바늘이 돋았을 때, 비름 뿌리를 달여 마셨고, 음부가 냉한 데에 비름 뿌리를 짓찧어 붙이기도 했다.

　『본초강목』에는 "비름은 성질이 차고 맛은 달며 독은 없다. 청맹(靑盲)을 주치하고 눈을 밝게 하며 사(邪)를 없앤다. 대소변을 통리하고 충독(蟲毒)을 없앤다. 비름 잎은 기를 보하고 열을 없앤다."고 쓰여 있다. 입술이 갈라진 데에는 붉은 비름을 짓찧어 즙을 내어 바르면 되고, 이질에는 비름 80g을 깨끗이 씻어서 물에 진하게 달여 한 번에 1공기씩 하루에 4번 마시면 낫는다고 전해져 내려오고 있다.

50_ 비파잎

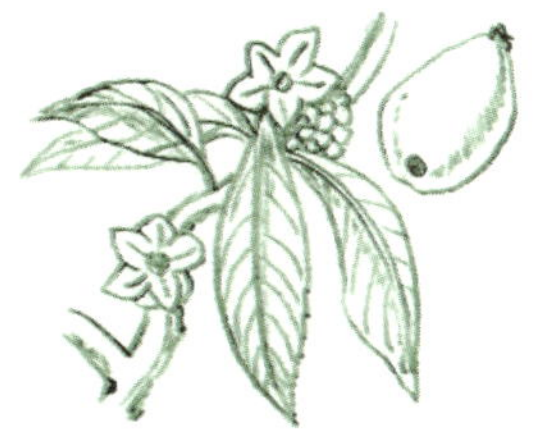

　‘비파잎(枇杷葉)찜’이란 비파나무의 잎으로 찜질을 하는 것을 가리킨다. 비파나무는 중국이 원산지이고, 일본과 우리나라의 남부 지방에서 많이 볼 수 있는데, 특히 기후가 따뜻한 제주도에서는 정원수로 많이 재배하고 있다.

　근년에는 서울 지방에서도 가끔 뜰 안에 있는 것이 눈에 띈다. 꽃은 늦은 가을에 피고 향기가 높은데, 잎은 긴 타원형이며 뒷면에 털이 있고, 잎 가장자리가 톱니처럼 되어 있다. 초여름에 열매가 열리는데 누런색으로 익는다. 잎은 언제나 필요할 때 따서 쓸 수 있는데 암을 비롯하여 여러 가지 질병의 내·외과적 치료에 효험이 크다.

　푸르고 두꺼운 묵은 잎을 따다가 뒷면의 털을 솔로 닦아 버리고, 5~6장을 부드럽게 주물러 배꼽 밑 단전에 손으로 눌러 댄 다음 15분쯤 뒤에 배 전체로 옮긴다.

　이것이 끝나면 이번에는 비파잎 15, 16장을 1cm씩으로 썰어 네모진 무명주머니에 넣고 펴서, 암이 생긴 자리에 갖다 대고 그 위에 볶은 소금 300g을 넣은 주머니를 얹은 다음, 소금 주머니 위에 비닐을 덮어 두면 비파잎에서 나오는 '청산가스'가 털구멍을 통하여 체내로 흡수되어 치료 효과를 나타낸다.

이와 같은 방법으로 3, 4개월 계속하면, 암 세포가 위축되어 차차 치료가 된다고 한다. 또한 이와 같은 암의 외과적 치료 방법인 찜질 외에, 내과적인 질병의 치료 목적으로 비파잎을 달여 먹는 방법도 있다.

잎 뒷면의 털을 닦어 낸 다음 깨끗이 씻어 약탕관에 넣고, 약한 불로 서서히 달여서 하루에 3, 4회 한 번에 20, 40cc씩 계속해 마시면 된다는 것이다.

그 밖에 다음과 같은 데에도 효과가 있다고 한다.

기침, 딸꾹질, 구토, 야뇨증, 임질, 신장염, 늑막염, 위장병, 피부병, 관절염, 습진 등에도 효과가 있다는 것이다.

51_ 뽕나무

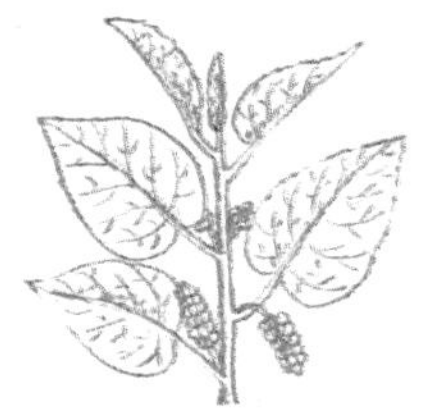

　뽕나무(桑)를 가리켜 옛사람들은 동방의 신목(神木)이라고 했다. 뽕나무는 잎, 가지, 뿌리, 껍질, 열매가 다 약으로 쓰이고, 심지어는 뽕나무에 기생하는 버섯(상황버섯)까지 희귀병에 신통한 효험이 있음이 발견되었으며, 뽕잎을 먹고 자라는 누에는 깁실(絹絲)을 만들어 줄 뿐만 아니라, 그 몸은 물론 똥까지도 약으로 쓰이기에 이르렀다.

　근년에 와서는 뽕잎을 직접 약으로 이용하고 있으며, 누에를 건조시켜 가루로 빻아 질병 치료에 이용하고 있다.

52_ 사철쑥

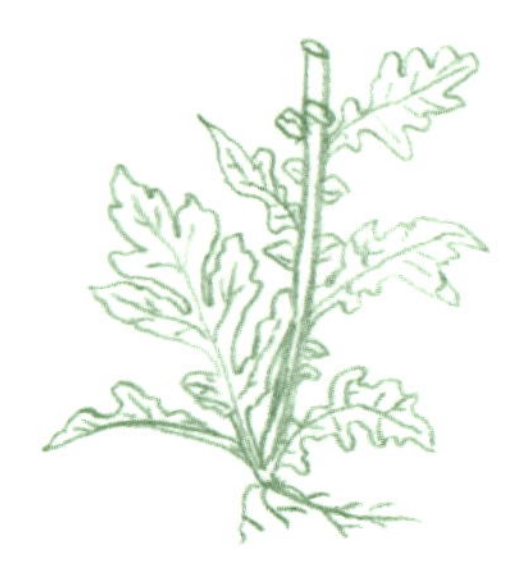

　사철쑥(茵蔯蒿: 인진호)은 국화과에 속하는 여러해살이풀로서 산야에 자생하는데 인진쑥, 더위지기 등으로도 불린다. 잎에는 흰 털이 있고, 맨 끝 잎은 가늘게 째지고, 봄에 줄기 위에 푸른빛을 띤 작은 두상화(頭狀花)가 이삭 모양으로 핀다. 떡잎은 삶아서 먹으며, 입추 때 베어 말린 것을 인진호(茵蔯蒿)라 하여 약으로 쓴다.

　사철쑥을 넣어 만든 떡을 인진병(茵蔯餠)이라 하고, 구운 사철쑥에 차조와 누룩을 같이 섞어 빚은 술을 인진주(茵蔯酒)라고 하며 이 2가지는 여름철에 더위를 먹지 않도록 하는 효력이 있는 것으로 알려져 있다.

　한방에서는 사철쑥이 황달을 다스리는 유일의 성약으로 이용되고 있으며, 그밖에 이뇨, 해열제로도 이용된다.

　『본초강목』에는 "인진은 성질이 약간 차며, 맛이 쓰고 맵거나 독이 없다. 황달이 전신에 퍼지고, 소변이 불편한 것과 학질을 다스린다. 뿌리는 버리고 썰어서 쓴다."고 나와 있다.

　또 『본초비요』에는 "인진은 태양경(太陽經: 방광)에 들어가므로 땀을 내고 배뇨를 시킨다. 위(胃)와 비(脾)의 습열(濕熱)과 황달을 다스리는 가장 좋은 약이다."고 나와 있다.

53_ 산약

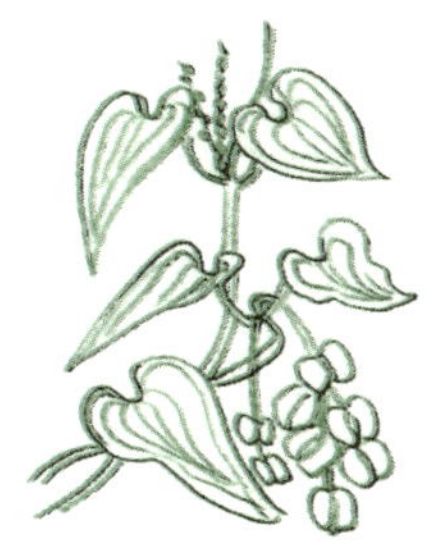

마는 굵고 길며 수염이 많이 달린 것이 좋은 것이다.

마의 껍질을 벗겨 말린 것을 산약(山藥)이라고 하지만, 원래 산약이란 마의 눈(잎이 되기 전의 상태)을 말린 것을 말하는 것이었다.

마를 깨끗이 씻어 껍질을 벗기고 잘게 썰어, 하룻밤 물에 담갔다가 점액(진)을 빼고 쪄서 햇볕에 말린 것을 숙건산약(熟乾山藥)이라고 한다.

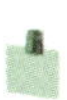 **산약의 효능**

① 신장을 강화하고 양기를 돕는다.

② 비위를 강하게 하고 식욕을 돕는다.

③ 설사를 멎게 하고 담습을 제거한다.

④ 근육을 튼튼하게 하고 기력을 돕는다.

⑤ 피부에 윤기가 나게 하고 안색을 좋게 한다.

⑥ 특히 당뇨병에는 더없이 좋은 약제이다.

54_ 살구

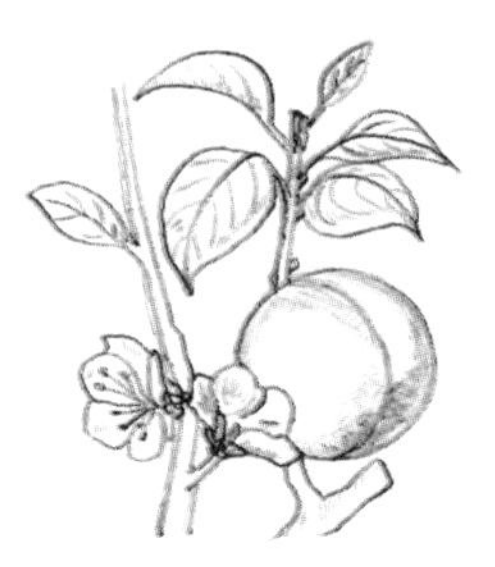

　　복숭아의 친척이지만, 복숭아보다 한발 앞서 익는다. 우리나라에서는 살구(肉杏: 육행)가 익으면 따 먹고 부산물로 씨를 얻어 한약 재료나 화장품 원료로 쓰고 있지만, 중국에서는 씨를 얻을 목적으로 과실을 땅에 묻어 과육을 썩힌 다음, 씨만을 추려서 약재로 써 왔다. 그리고 가난하여 치료비를 내지 못하는 환자에게 치료비 대신 살구나무를 심게 한 데서 의사를 가리켜 행림(杏林: 살구나무 숲)이라고 불렀다. 우리나라에서도 남부 지방에 가면 어디서나 흔하게 볼 수 있는 게 살구나무이다. 살구는 나무에서 잘 익은 것이 맛이 좋은데, 유감스럽게도 오래 보관이 안 되므로 시장성이 약하다.

　　살구 맛은 달고 시고 향기가 좋은데, 산(酸)은 주로 사과산이고 단맛은 포도당, 과당 등이다.

　　산에 오를 때 말린 살구를 먹으면 피로회복이 되고 갈증을 풀어 주므로, 등산가들에게 말린 살구는 귀중한 필수 식품이었다.

　　익은 살구는 과육 그 자체를 맛으로 즐길 수도 있고, 말린 살구를 고기 요리에 넣으면 육류의 자극성을 완화시켜 주고, 위장의 작용을 정상으로 유지시켜 주기도 한다. 살구는 위액의 분비를 촉진시켜 소화 작용을 도와주기 때문이다.

55_ 삼지구엽초

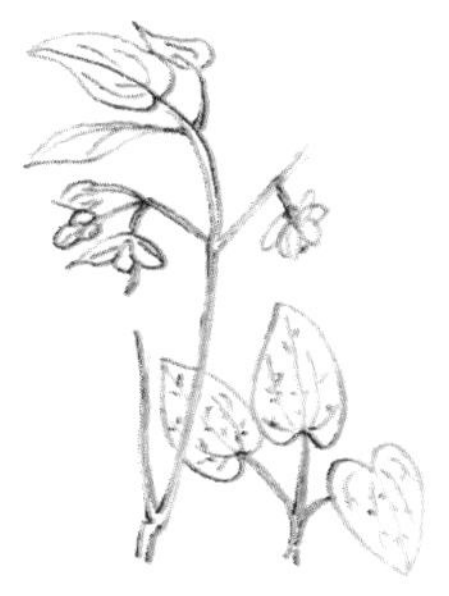

　삼지구엽초(三枝九葉草)란 다른 이름으로 음양곽(淫羊藿)이라고 불리어 한약재로 중용되고 있는 풀이다. 줄기에서 세 개의 가지가 나와서, 그 가지에 잎이 각각 셋씩 돋아나므로, 세 가지의 잎을 합하면 모두 아홉 잎이 된다. 그래서 삼지구엽(三枝九葉)이라는 이름이 붙여졌다.

　또한 음양곽이란 것은 산양(山羊)들이 이 잎을 즐겨 뜯어 먹고 새끼를 잘 낳는다는 데에서 그 유래를 찾아 볼 수가 있는 것이다.

　삼지구엽초는 매자나무과에 속하는 여러해살이풀로서 우리나라의 산간 음지에 자생한다. 약으로 쓰기 위해서는 대개 5, 6월경에 뜯어 말려서 쓴다.

　큰 가마솥에 물과 함께 넣어, 약한 불로 서서히 4, 5시간 달인 후, 건더기를 모두 꺼내 버리고 그 물로 밥을 지어 엿기름을 섞어 감주를 만든 다음, 그것을 고아 엿을 만든 것이 삼지구엽초(음양곽) 엿이다. 그러나 엿이라지만 맛은 약간 쓰다. 하루에 3회, 한 번에 한 숟가락씩 공복에 먹는 것이 좋다. 이때 찬물을 먹어서는 안 된다.

삼지구엽초의 효능

1. 신허요통(腎虛腰痛)에 좋다.

2. 요부신경통(腰部神經痛)에 효과를 본다.

3. 익정(益精)이 되고 사지마비(四肢痲痺)가 풀린다.

4. 불임(不姙), 몽정(夢精)에도 효과가 있다.

56_ 삽주

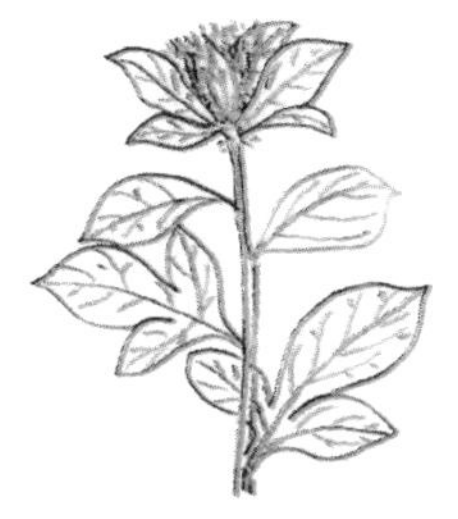

삽주(山蘇)는 엉거시과에 속하는 숙근초(宿根草)로서 산야에 자생하는데, 잎은 타원형으로 가장자리에 톱니가 나 있고, 복엽(複葉)이다. 뿌리가 결구되지 아니한 것을 창출(蒼朮)이라 하고, 결구된 것의 껍질을 벗긴 것을 백출이라고 하며, 모두 다 한약재로서 중요한 구실을 한다. 즉, 창출은 비·위를 보하고 땀을 내며 습을 제한다. 설사를 그치게 하고 가래를 내보낸다. 또 종기와 악기를 없애고 풍한습(風寒濕), 습변(濕病)을 다스린다.

한편 "백출은 비(脾)를 튼튼하게 하고, 위를 강하게 하며, 설사를 그치게 하고 습을 없앤다. 소화를 돕고 땀을 멎게 하며, 곽란으로 설사하는 것을 다스리고 위가 허약해서 설사하는 것을 다스린다."고 『약이 되는 식물』에 적혀 있다.

또한 "삽주는 방향성 건위약(芳香性 健胃藥)으로서 만성 위장병, 소화불량, 복통, 설사 등에 응용되며, 그 밖에 이뇨제로서 신장(콩팥)의 작용에 장애가 되는 요증(尿症), 어지럼증에도 응용된다. 감기에는 창출 12g, 생강 5쪽, 감초 조금을 물 2홉에 달여 반으로 졸여서 세 번에 나누어 마신다. 중풍으로 실신하였을 때는 백출 15g을 탁주 1홉에 달여 반이 되게 해서 마신다. 이뇨와 해열에는 창출 8~30g을 물 2홉에 달여 반이 되거든, 하루에 세 번 나누어 마신다. 삽주를 달여 먹으면 위나 비가 튼튼해지고, 땀을 내어 담을 없애고, 기침을 멎게 한다. 한편 신경쇠약을 낫게 하는 효과도 있고, 정신 침울을 낫게 하는 효과도 있으며, 두통에도 좋다. 백출은 발한(發汗) 작용이 없고, 지한(止汗) 작용이 있다"고 『약이 되는 식물』에 적혀 있다.

57_ 상백피탕

상백피(桑白皮)란 뽕나무 껍질이 아니라, 뽕나무의 뿌리의 껍질을 가리킨다. 뽕나무 뿌리는 5~7월 사이에 캐는 것이 좋고 겉껍질을 벗긴 속껍질을 한방 약재로 중용하고 있다.

상백피 40g을 씻어 말려 꿀에 볶는다. 이것을 약탕관에 넣고 물을 부은 다음, 약한 불로 서서히 달인다. 약을 달일 때 지금은 가스불이나 전기 약탕기 등을 쓰지만, 옛날에는 뽕나무 숯불로 달이는 것으로 되어 있었다.(이렇듯 정성을 들였다는 뜻이다.)

촌로들 사이에서는 모르는 사람이 없을 정도로 상백피탕은 널리 알려져 있는 민간요법이다. 하루에 3번, 식후에 마시되, 한 번에 50cc쯤 마시면 된다.

상백피탕은 허파의 화(火)를 내려 줄 뿐만 아니라 이뇨작용도 한다.

1. 기관지염, 폐렴에 좋다.
2. 천식, 수종(水腫), 복만(腹滿: 헛배가 부른 것)에도 좋다.
3. 지갈(口渴: 입이 마르는 것)에도 효험이 있다.

58_ 상추

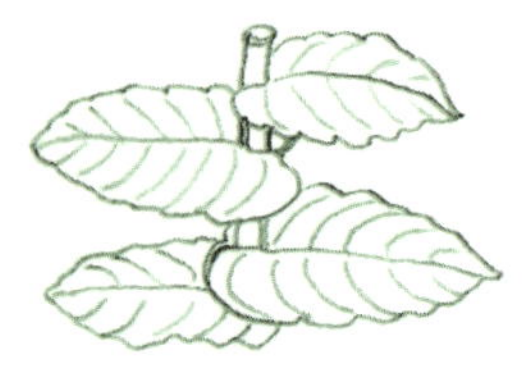

　상추(萵苣: 와거)는 비타민 A, B, C, D, E가 모두 함유되어 있어, 우리 몸에 아주 좋은 식용 식물이다.

　우리나라에서는 예전에는 봄철에만 먹었지만, 지금은 비닐하우스에서 가꾸어 사철 시장에 나돌아, 쌈으로 또는 생절이용으로 무척 친근한 채소이다.

　쌈을 싸 먹는 사람은 온 세상에서 우리나라 사람들뿐이고, 상추에는 카페인 성분이 들어 있어서 쌈을 많이 싸 먹으면 잠이 온다지만, 그것은 과학적으로 따졌을 때의 이야기이고, 사실은 농촌에서 힘든 일을 한 뒤에 점심에 쌈을 싸서 배부르게 먹고 나면 왜 잠이 안 오겠는가?

　그것이 "상추쌈을 먹으면 잠이 온다."고 와전된 것이지 도시인들이 쌈을 아무리 싸 먹어도 대낮에 잠을 자는 사람은 없다.

　『약용식물사전』에는 "상추는 불면증, 빈혈, 디프테리아, 신경과민 등에 날로 먹으면 좋고, 평소에 먹으면 피가 깨끗해진다. 이 밖에 멍든 데에 짓찧어 붙이면 멍이 풀린다"고 쓰여 있고, 『본초강목』에는 "상추는 뼈와 근육을 보하고 오장을 다스린다. 혈행을 잘 되게 해 주고 이를 깨끗하게 해 주며 독을 풀어준다."고 나와 있다.

114

59_ 생강

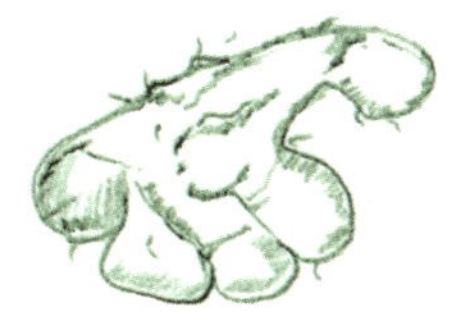

　생강(生薑)은 생강과에 속하는 여러해살이풀로서 열대, 온대 지방에서 널리 재배되고 있으며 식품으로는 새앙, 약용으로는 생강이라고 불린다.

　생강은 덩이줄기로 번식하며, 이 덩이줄기는 휴면하는 일 없이 온도만 적당하면 언제나 싹을 틔운다.

　생강은 향료, 조리용으로 가장 많이 사용되며, 우리네 식탁에서 양념으로는 마늘과 함께 반드시 들어가야 하는 중요한 향신료이기도 하다.

　생강을 찌거나 삶아서 말린 것을 건강(乾薑)이라 하고, 타기 직전까지 불에 구워 말린 것은 흑강(黑薑)이라고 하며, 모두 한약재로 쓰인다. 생강은 한약을 달일 때, 필수적으로 대추와 함께 몇 쪽씩 넣어 달여야 약의 맛이 어울린다. 따라서 한약을 한 첩 달일 때에는 생강 세 쪽, 대추 두 알이 필수 조건이다시피 되어 있는 것이다.

　『약용식물사전』에는 "생강은 방향(芳香) 건위제, 진통제, 해수, 복통, 냉증, 곽란 등에 사용되며, 건강(乾薑)은 구풍(驅風: 가스제거), 소화제로서 심기(心氣)를 통하고 양기(陽氣)를 돋우며, 오장

육부의 냉(冷)을 제거하는 데에 쓰인다.”고 쓰여 있다.

『본초강목』에는 “생강은 가래를 삭이고, 기를 내린다. 구토를 그치게 하고 풍한과 습기를 제거하며, 천식을 다스린다. 열하게 쓸 때에는 껍질을 버리고 냉하게 쓸 때에는 껍질째 쓴다.”고 되어 있으며 『고방요법(古方療法)』에는 다음과 같이 적혀 있다.

1. 중풍에는 생강즙을 마시면 효과가 있다.
2. 감기에는 생강을 씹어 먹고 땀을 내면 낫는다.
3. 노인의 헛기침에는 생강즙 반 홉에 막걸리 1순가락을 넣어 달여서 공복에 세 번 마시면 낫는다.
4. 흰머리를 검게 하고 싶을 때에는 생강 껍질을 생참기름에 끓여, 고약처럼 된 것을 머리 밑에 정성들여 문지르면 일주일 안으로 검어진다.

생강물로 찜질하기

묵은 생강 40g을 강판에 갈아 주머니에 넣고 5홉 물에 끓인다. 새 타월을 접어 이 물에 담갔다가 가볍게 짜서, 환부에 대고 찜질을 한다.

타월이 식으면 몇 번이든지 다시 적셔서, 한 20분간 찜질을 계속하면, 큰 효험을 본다. 특히 간질환에 특효가 있다.

60 _ 서목태

검정콩 중에서 알이 잘고 색이 짙으며 겉이 윤기가 나고, 아주 조금 납작한 것 같은 느낌이 드는 것으로 씨눈이 흰 것이 마치 쥐눈같이 보이므로, 서목태(鼠目太), 즉 쥐눈과 같은 콩(쥐눈이콩)이라고 불리고 있는 것이다.

일명 약콩이라고도 하는데, 예부터 기침, 천식에 약효가 있는 것으로 알려져 왔으며, 예전에 생식하던 사람들은 한 끼에 솔잎 한 줌(잘게 썰어서)과 서목태 한 줌을 먹고 살았다.

서목태를 물을 붓고 달여서, 설탕을 타서 마시면 기침이 멎는다. 서목태의 유효 성분이 해독과 정혈 작용도 해 준다. 따라서 여드름, 기미, 주근깨 등도 치료가 되고, 피부가 고와진다.

또 몸이 따뜻해지고 정혈 기관인 간, 신장 등의 작용도 강화되므로, 기력이 돋우어져서 정력 감퇴, 모유 부족인 사람들에게 효과가 크다.

서목태를 달여 먹으면 위궤양, 신장병에 좋다는 것도 해독작용에 의한 것으로 여겨지고 있다.

서목태의 먹는 법과 효능

1. 체력강화나 알레르기 체질에는 밥에 두어 먹어도 되고, 두유를 만들어 마셔도 좋다.
2. 서목태를 삶아 그 물에 설탕을 타서 차 마시듯이 마시면 체력이 강화된다.
3. 서목태에 검정깨, 볶은 현미를 섞어 달여 먹으면 심장병에 좋다.
4. 감기에 걸렸을 때에는 서목태에 쑥을 넣어 달여 마시면 좋다.
5. 젖이 적은 산모는 서목태와 현미를 같이 볶아 가루를 만들고, 흑설탕을 조금 타서 하루에 세 번, 차 숟가락으로 2개씩 먹으면 젖이 잘 나온다.
6. 서목태로 자반을 만들어 상식을 하면 뜻밖의 효험을 얻는다.

서목태 자반 만들기

1. 서목태를 10시간쯤 물에 담가 불린다.
2. 물을 듬뿍 붓고 약한 불에 2시간쯤 달인다.
3. 소쿠리에 건져 놓고, 찬물을 부어 식힌다.(이것이 부드럽게 만드는 요령)
4. 다시 솥에 넣고 물을 부어 4시간쯤 삶는다.
5. 속까지 삶아지면, 흑설탕을 넣고 물기가 없어질 때까지 졸인다.
6. 마지막에 간장을 콩의 1/10 정도 붓고, 5분 후에 불에서 내려, 간이 배어들게 하면 다 된 것이다.

61 _ 선인장

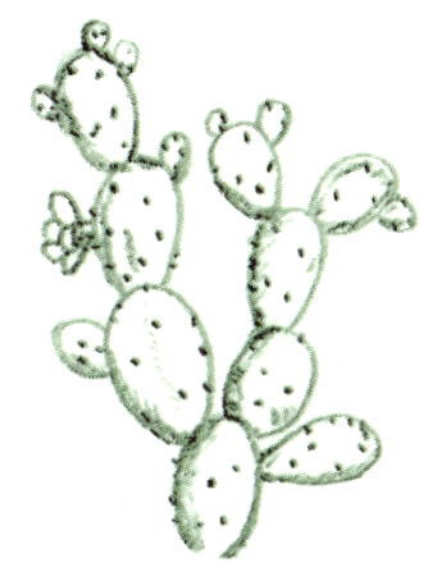

한마디로 선인장(仙人掌)이라고 하지만, 선인장처럼 종류가 많은 식물도 드물다. 우리 조상들 때부터 알려져 있는 선인장은 이른바 손바닥 선인장인데, 지금 재배되고 있고 알려져 있는 선인장은 정말 갖가지이다.

그 종류만 해도 3,600여 종이나 된다고 하니 더 이상 무슨 말을 하겠는가? 우리나라 서울 남산 식물원에 있는 것만도 3000종에 가깝다고 한다. 아무튼 선인장은 선인장과에 속하는 여러해살이 육질초본으로서 열대식물임에는 틀림없다.

종류가 하도 많고 대소의 차가 심하여, 큰 것은 6미터가 넘고 작은 것은 콩알만한 것도 있다. 잎은 완전히 퇴화하여 침같이 된 것도 있고, 육질화한 것도 있다.

민간에서는 이 선인장을 즙을 내어서, 감기에 마시거나 아이들의 백일해에 마시게 한다. 또 그 즙을 종이에 발라서 류머티스 환부에 붙이면 통증이 멎는다. 『약용식물사전』에는 "이렇게 하면 늑막염, 각기병, 수종 등에 효과가 있다."고 되어 있다.

또 『약이 되는 식물』이란 책에는 "선인장 즙을 1술잔씩 1시간마다 마시면, 식욕이 생기고 원기가 좋아지며 소변이 고르고, 물이

찬 늑막염에 특효가 있다.”고 쓰여 있다. 또한 “천식에도 이와 같이 해서 복용하면 효과가 있다. 그 밖에 각기, 신장염, 폐병, 심장병, 위병, 류머티스, 열병 등에도 효과가 있고, 화상을 입은 경우 생즙을 바르면 흉터가 생기지 않는다.”고도 쓰여 있다.

선인장의 효능

민간에서는 선인장을 짓찧어 즙을 내어 감기나 기침약으로 쓰고 있다. 또 『약용식물사전』에 “선인장 즙은 어린이의 백일해에 잘 들으며, 식후에 반 잔씩 먹이면 3, 4일에 낫는다.”고 쓰여 있다.

또한 『약용식물사전』에는 “늑막염에는 선인장의 가시를 다 떼어 버리고 즙을 내어 술잔으로 하나씩 식후 1시간에 복용하면 식욕이 생기고 원기가 좋아지며, 소변이 고르게 되고, 습성 늑막염에도 효과가 있다. 천식에도 위와 같이 복용하면 효과가 있으며, 그 밖에도 각기, 신장염, 폐병, 심장병, 위병, 류머티즘, 열병 등에 효과가 있고, 화상에도 생즙을 바르면 흉터가 남지 않는다.”고 나와 있다.

62_ 쇠비름

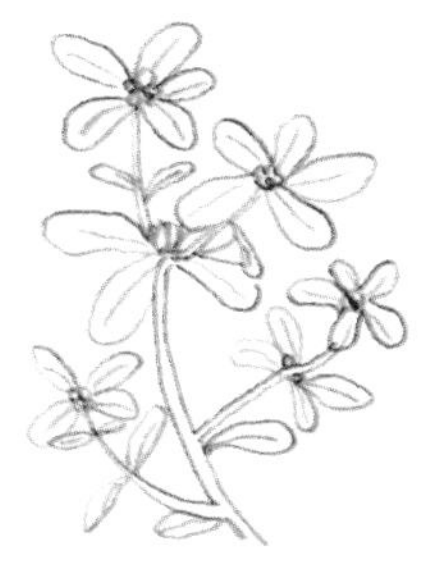

　쇠비름(馬齒莧: 마치현)은 쇠비름과에 딸린 한해살이풀로서 밭이나 정원의 가장자리, 운동장 가장자리 등에 자생한다. 줄기와 잎은 다육질로서 줄기는 붉은 빛이고, 잎은 긴 타원형으로 맞붙어 돋아난다.

　여름에 노란 꽃이 피는데, 꽃꼭지가 없고 아침에 피었다가 한낮이면 오므라든다. 여름철에 뜯어다가 데쳐서 무쳐 먹기도 하고, 데쳐서 말려두었다가 겨울철에 물에 불려서 무쳐 먹어도 맛이 있다.

　쇠비름의 이름은 마치현, 오행초, 장명채 등 여러 가지로 불리며, 구황식물(救荒植物: 흉년에 먹는 식물)로 예전부터 먹어 왔다. 그래서 쇠비름을 먹으면 오래 산다 하여 장명채(長命菜)라고 부르기도 하였다.

　한방 약명은 마치현(馬齒莧)인데, 말려서 달여 마시면 모든 악창, 고환염, 변비, 요도증, 임질 등에 효과가 있다. 또한 옴 오른 데나 독충에 물린 데에, 생잎을 즙을 내어 바르고 잎을 달여 2, 3번 마시면 효과를 보며 해열제로서도 효과가 있다고 『약용식물사전』에 나와 있다.

　『본초강목』에는 "모든 악창을 다스리고 대소변을 통리하며, 갈증을 덜어 주고, 모든 기생충을 죽인다. 약에 넣을 때는 줄기와 마디를 버리고 잎만 쓴다. 쇠비름 씨는 청맹(靑盲)과 눈병을 주치하는데, 가루를 내어 물에 타서 마신다.”고 적혀 있다.

1. 기생충에는 쇠비름을 진하게 달여서, 소금과 식초를 조금 타 마시면 회충이나 촌충이 나온다.
2. 치질이 처음 생겼을 때는 쇠비름을 말려서 삶아 먹으면 즉시 낫는다.
3. 중풍으로 반신불수가 되었을 때에 쇠비름 4, 5근을 삶아서, 나물과 국물을 함께 먹으면 대단히 좋다.
4. 이질에는 쇠비름 즙에 꿀을 타서 한 공기씩 마시면 효과가 있다.

63_ 수박

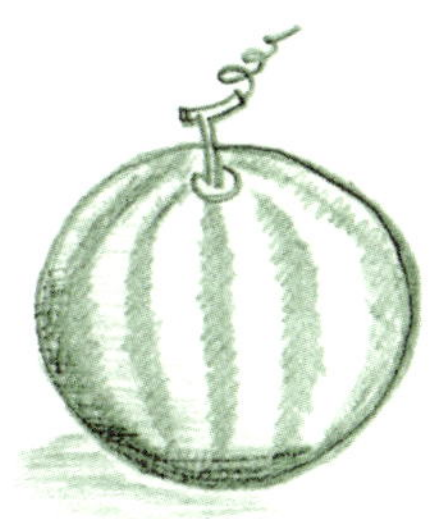

　수박(西瓜: 서과)은 예전에는 한여름에 먹는 과일이었으나, 지금은 비닐하우스 재배로 한겨울에도 먹을 수 있게 되었다. 하지만 수박은 더울 때에 먹어야 제 맛이다. 그러나 여기서는 맛으로 먹으려는 것이 아니라, 질병에 어떻게 이용해 왔으며 어떤 효험을 얻어왔는가를 알아보려는 것이다.

　우리나라에서는 수박은 여름철에 시원하게 먹을 수 있는 과일쯤으로 여겨 왔으며 고작해야 화채로 해서 먹는 정도였지만, 지방에 따라서는 이것을 약으로도 이용했던 것이다. 즉, 수박 껍질은 땀띠 치료에 또는 피부 미용에 이용했을 뿐만 아니라, 날로 또는 말려 두었다가 달여서 약으로 쓰기도 했다.

　여기서는 수박 속을 고아서 약으로 이용한 조상들의 지혜를 들여다 보려는 것이다.

수박탕(西瓜湯: 서과탕)

　잘 익은 수박의 속을 긁어내어 헝겊 자루에 넣고 짜면 즙이 나온다. 이 즙을 솥에 부어 넣고 서서히 2, 3시간 끓이면, 빨간 미음 같은 수박탕이 된다. 이것을 다른 병이나 작은 항아리에 옮겨 두고 하루에 3, 4회 한 숟가락씩 떠먹으면 특효가 있다.(놀라지 말라! 수박탕 한 홉 만드는 데에 필요한 수박은 2, 3개가 든다.)

이러한 수박탕은 비뇨기 계통의 질환에 좋고, 부종에 좋으며 미용, 화상, 황달 등에 효험이 크다고 한다.

수박화채(西瓜花菜)

수박화채란 수박의 속을 발라내어 만든 것으로 여러 가지 질환에 효험이 있다 하여, 예부터 민간에서 널리 이용되어 왔다. 한여름에 수박을 사다가 차게 한 다음, 속을 파내어 씨를 빼고 큰 그릇에 담아 설탕과 얼음물을 타서 마시는 그 맛은 형언할 수 없고 또한 더위를 식혀 주며, 아울러 신장성 부종도 치료해 주니, 모든 사람들로부터 사랑을 받을 수밖에 없지 않겠는가?

만드는 법

수박을 쪼개어 붉은 속살을 파내어 씨는 버리고 얼음물을 부어 꿀이나 설탕을 타서 한동안 두었다가 잣을 몇 알 띄워 놓으면, 이것으로 맛있고 시원한 수박화채가 완성되는 것이다.

하루에 3, 4회, 한 번에 한 보시기씩 마시되, 장이 냉한 사람(자주 대장염에 걸리는 사람이나 배탈이 나고 설사를 하는 사람)은 많이 먹는 것이 좋지 않으니 조절할 필요가 있다

수박화채의 효과

1. 신장성 부종에 효과가 있다.

2. 신장염, 방광염, 요도염에도 유효하다.

3. 임산부의 부종, 각기 등에도 좋다.

  ※ 황달에는 설탕을 많이 타서 먹는다.

64_ 수세미오이

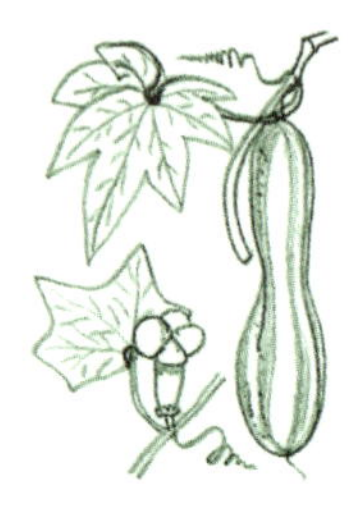

수세미오이(絲瓜: 사과)는 보통 그냥 수세미라고도 부르는데, 박과에 속하는 한해살이풀로서 각지의 정원에서 재배하고 있다. 줄기는 다른 물건에 감아 올라가고, 여름에 누런 꽃이 피며, 열매는 오이 모양을 한 것이 굵고 길쭉하다. 열매가 익으면 따서 물에 담가 육질은 삭혀 버리고 섬유질만으로 수세미를 만들어 쓴다.

수세미오이는 줄기를 잘라 절단면에서 나오는 수세미물을 받는데, 이것을 사과수(絲瓜水)라 하여 고급 화장수의 원료가 된다. 그냥 발라도 얼굴이 고아지지만, 이것을 가공하여 고급 화장수를 만드는 것이다.

『식물』이란 책에 보면 "연한 수세미오이는 삶아서 먹고, 익은 것은 속을 꺼내어 말려서 그릇을 닦는다."고 쓰여 있다. 예로부터 중국에서는 야채로서 심어 가꾸어 왔으며, 『의학입문』이나 『본초비요』에도 수세미는 곡채부(穀菜部)에 수록되어 있다.

우리나라의 수세미는 영국, 미국, 프랑스 등 각국에서 목욕용 수건과 기름 여과용 제품을 만드는 데에 크게 효용 가치를 인정받아, 해마다 수출 실적이 늘어가고 있다고 한다.

우리나라에서 수세미오이가 많이 생산되는 곳은 충남과 경북

지방이다. 민간에서는 수세미물(白汁, 絲瓜水)을 끓여 설탕을 타
서 마시면, 기침이 멎고 각기로 부은 다리가 나으며, 이뇨의 효과
가 있는데다가 두통과 감기도 낫는다고 한다.

　『의학입문』에는 “수세미오이는 모든 낙창(惡瘡)과 어린 아이의
머리 부스럼, 정강이 창을 다스린다.”고 나와 있고, 『본초비요』에
는 “수세미오이는 피를 맑게 하고 독을 풀어 준다. 풍을 없애고 머
리의 부스럼을 다스린다. 덩굴과 뿌리에서 나오는 흰 즙을 천라수
(天羅水)라고 하는데, 염증과 뱃속의 열을 없애며, 폐결핵을 다스
리는 신효가 있다.”고 적혀 있다.

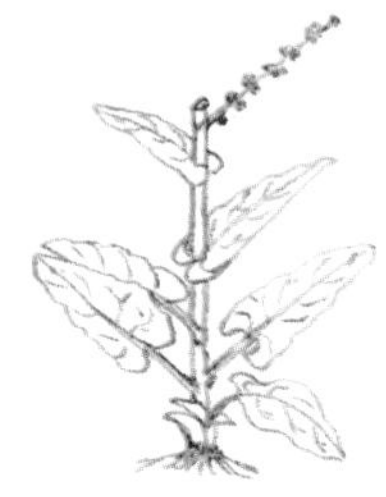

　수영(酸模: 산모)은 승아라고도 하며 한방에서는 산모(酸模)라는 이름의 피부병 치료 약제이다. 마디풀과에 속하는 여러해살이 풀로서 들이나 습지에 자생한다.

　잎과 줄기는 신맛이 있고 홍자색이다. 잎은 긴 달걀형이며, 끝이 빨갛고 봄에 줄기 끝에 담황색을 띤 많은 잔 꽃이 이삭을 이루어 핀다.

　잎의 신맛이 좋아서 아이들이 생잎을 즐겨 씹으며, 어린잎은 삶아서 나물로도 먹는다. 『약용식물사전』에는 "신선한 뿌리와 줄기를 찧어 즙을 내어 옴에 바르고, 꽃을 따서 말려 달여 마시면 건위, 해열이 되고 뿌리를 달인 물도 지혈제로서 유효하다."고 쓰여 있다. 『본초강목』에는 "수영은 어린아이들의 열을 다스리는데, 그 싹을 따서 날로 먹이거나 즙을 내어 먹이면 된다. 맛이 시어 먹기가 좋아 잘 받아먹는다."고 적혀 있다.

66_ 순무

순무(蔓菁: 만청)는 십자과에 속하는 한두해살이풀로서 세계 각지에서 재배되고 있다. 『본초강목』에는 "사계절을 통하여 식용하는데 봄에는 싹을, 여름에는 잎을, 가을에는 줄기를, 그리고 겨울에는 뿌리를 먹는다. 또한 식량으로 대용할 수가 있어 채소 중 가장 유익하다. 뿌리는 땅 속에서 겨울을 지나도 마르지 않고, 봄이 되면 다시 움이 튼다. 언제나 먹으면 비건(肥健)하고, 많이 먹어도 탈이 없으니 상복(常服)에 가장 적당하다."고 쓰여 있다.

"순무는 오장을 고르게 하고, 음식을 잘 소화시킨다. 기를 내리고 황달을 다스린다. 몸을 경쾌하게 하고 기혈을 이롭게 한다. 또 순무 씨는 눈을 밝게 하고 황달을 다스리며, 소변을 잘 나오게 한다. 씨는 쪄서 말려 두고 오래 먹으면 장수한다."고 기록되어 있다.

『본초비요』에는 "순무 씨는 땀을 내고 토하게 하며, 기를 내리게 하고 장을 이롭게 한다. 소변을 잘 나오게 하고, 눈을 밝게 하며, 독을 풀어 준다고 하니 그 공이 참으로 대단하다. 순무 씨를 빻아 가루로 만들어 먹으면 술독이 풀린다."고 되어 있다.

민간요법에서는 급히 체했을 때에 순무 씨 기름 1잔을 공복에 마시면 즉시 내려간다고 알려져 있다.

67_ 순비기찜

순비기(蔓荊: 만형)는 '만형자나무'의 우리말 이름이다. 순비기(나무)의 열매는 만형자(蔓荊子)라는 이름으로 한방 약재로 두통, 경련 등에 쓰이는데, 색은 검고 향기가 매우 좋다.

순비기(나무)는 바닷가에서 흔하게 볼 수 있으며 모래땅에서 잘 자란다. 이 나무의 잔가지를 잘라다가 노인성 두통에 찜질 재료로 쓰는 것이다. 제주도에서는 이것을 '숨부기찜'이라고 한다.

잎이 많이 달려 있는 순비기의 가지를 골라 끝에서부터 20cm쯤 되게 자른다. 이것을 시루에 넣고 한참 동안 불을 때어 김이 밖으로 새어 나올 때까지 찐 다음, 꺼내어 빨리 식지 않게 타월로 잘 싸서, 한쪽은 머리 밑에 깔고 다른 한쪽은 머리 위쪽으로 덮어서 뜨거운 기운을 쐬면서 한 30분간 찜질을 하는 것이다.

식으면 다시 쪄내어 갖다 댄다. 하루에 2, 3번 반복하면 다음과 같은 데에 효과를 얻을 수 있다.

신경성 두통, 어지럼증, 안면 신경마비증, 뇌동맥경화증, 삼차신경통 등등.

68_ 순채

순채(蓴菜)는 수련과에 속하는 여러해살이풀로서 깊은 연못에 자생하는데, 잎은 타원형이며 물 위에 떠 있다. 줄기와 잎에서는 점액이 분비된다.

초여름에는 작은 배를 타고 연못에 들어가, 미처 피지 않은 어린잎을 뜯어다가 국거리로도 하고, 초간장을 쳐서 날로 먹기도 하며, 소금에 절여 두었다가 먹기도 한다. 또 순채 잎을 오미자 국물에 넣고 꿀을 탄 것을 순채차라 하는데, 옛날 선비들이 여름철 청량음료로 즐겨 마셨다.

민간요법으로는 순채를 짓찧어 종기에 붙이면 잘 낫고,『본초강목』에는 "순채는 소갈증(목이 자주 마른 증상)과 비장의 열기를 없앤다."고 쓰여 있다.

순채로 위암을 고친 얘기

다음은 『약초의 지식』이란 책에 실려 있는 내용이다.

"의사의 진단은 위궤양 또는 위암이라고 했다. 집에서 순채를 약탕관에 넣고, 순채의 5배가량의 물을 부어 그 물이 반이 되게 달여서, 찻잔으로 반 컵씩 2시간마다 먹이고, 밥은 찹쌀에 팥을 많이

뒤 짓되, 먹을 때에는 깨소금을 쳐서 조금씩 잘 씹어 먹게 했더니,
사흘이 지나자 통증이 멎고 닷새가 지나서부터는 대변이 제대로
나오고, 55일이 지나자 자리에서 일어나게 되었으며, 그로부터 한
달 후에는 완전히 원기를 회복했다.”

※ 순채는 수련과에 속하는 다년생식물로, 깊은 연못에 자생하는
데, 약으로는 잎이 완전히 펴지지 않은 어린잎을 이용한다.

69 _ 시금치

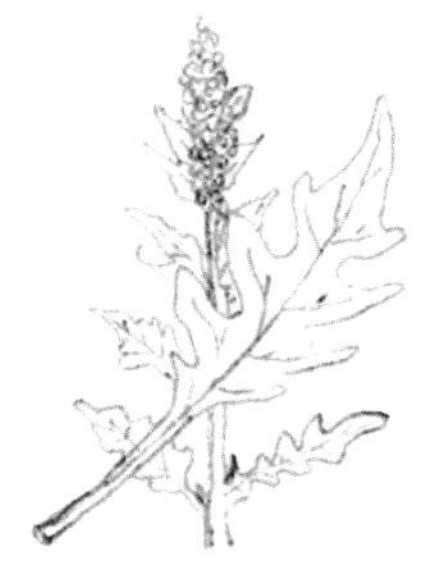

시금치(赤根菜: 적근채)는 종류가 많은데, 지금은 비닐하우스에서 재배하여 한겨울에도 먹을 수 있게 되었다. 시장에서 구할 수 있는 시금치를 일일이 종류나 특징을 가려 사다 먹을 수는 없겠으니, 그런 생각은 다 젖혀 두고 대체적으로 시금치가 우리 몸에 어떤 이로움을 주는가 정도는 알아야 하지 않나 생각한다.

시금치는 비타민 A, C 및 철분이 많이 들어 있다. 특히 시금치의 특색은 회분 중에서도 철분이 많으며, 고형물이 0.1%나 들어 있다.

그런데 시금치는 캐어서 하루만 지나도 반 이상 영양분이 감소되며, 너무 삶으면 양분이 없어지기 때문에 싱싱한 것을 살짝 데쳐서 먹는 것이 좋다.

1. 빈혈에 좋다.

2. 지나치게 장복을 하면 결석이 생길 염려가 있다.

3. 류머티즘이나 통풍에 유효하다.

4. 시금치를 장복하면 오장에 도움이 되고 술독을 풀어주나, 너무 많이 먹으면 다리가 약해진다고 한다.

70_ 쌀뜨물

쌀을 씻은 물이다. 백미에서 얻어지는 것보다는 현미에서 얻어지는 것이 더욱 효력이 크다. 처음에 쌀에 물을 부어 저어서 겉에 붙어 있던 먼지와 불결한 것을 씻어 흘려 버리고 다시 물을 부어 잘 치대어 나오는 뽀얀 물을 따라 모으면 된다.

이 쌀뜨물은 오래 두면 변질이 되므로 주의해야 한다. 이것을 보통 물 마시듯이 마시면 되는데, 한 번에 한 컵씩, 식전 30분에 마시는 것이 효과적이다.

그러나 필요에 따라 수시로 마셔도 상관없으며, 그로 인하여 얻을 수 있는 효과에는 다음과 같은 것이 있다.

1. 방광염, 요도염 등 요로계 질환에 좋다.
2. 갈증을 해소시켜 준다.
3. 소변 전후의 동통이 없어진다.

71_ 쑥

쑥(艾: 애)은 국화과에 속하는 여러해살이풀로서 도처에 분포되어 있으며, 산야에 자생하는 떡쑥, 다북쑥, 물쑥, 약쑥 등의 총칭이다.

키는 50~100cm쯤 자라는데, 잎은 깃 모양으로 째지고, 윗면은 짙은 녹색이고, 뒷면에는 흰털이 덮여 있다. 가을에 잎 사이에서 꽃줄기가 나와서 두상화(頭狀花)가 이삭 모양으로 핀다.

우리가 보통 쑥이라 하며, 봄에서 여름까지 그 연한 잎을 뜯어다가 국이나 찌개에 넣어 먹거나 쑥버무리나 쑥떡을 해 먹는 것은 주로 다북쑥이고, 그 밖의 쑥도 어린잎을 식용으로 한다는 점에서는 다북쑥과 비슷하나 생김새는 조금씩 다르다.

또한 약쑥의 잎은 따다가 말렸다가 구워 비벼서 보드랍게 하여 뜸감으로 쓴다(뜸감으로 쓰는 쑥은 약쑥, 즉 인진쑥이지만 떡쑥도 쓴다).

국어사전을 보면 "쑥은 다북쑥의 준말이고 자재발쑥의 잎을 애엽(艾葉)이라 하여 약재로 쓴다."고 되어 있다. 다북쑥과 자재발쑥의 다른 점을 들어 보면, "자재발쑥은 다북쑥보다 잎과 키가 더 크고 향기가 더 강하다."고 했고, 한방에서 쑥을 애엽(艾葉)이란 이름으로 기록하고 있는 점으로 볼 때, 약용으로 하는 것은 '자재발쑥'인 것으로 추측된다.

『약용식물사전』에는 생약명으로 애엽(艾葉)으로 나와 있다.『최신국한약물학(最新國漢藥物學)』에서는 애엽의 다른 이름으로 의초(醫草), 병초(病草), 구초(灸草), 점애(蘄艾) 등을 들고 있다.

여기서 참고삼아 쑥 종류를 들어 보면 이렇다.

실제비쑥, 개똥쑥, 개사철쑥, 황해쑥, 금쑥, 증산쑥, 비로봉쑥, 사철쑥, 큰사철쑥, 인도쑥, 호리쑥, 뺑쑥, 갯쑥, 털산쑥, 흰산쑥, 섬쑥, 제비쑥, 가새제비쑥, 가는제비쑥, 국화잎쑥, 백두산쑥, 오랑캐쑥, 넓은잎쑥, 광대쑥, 명천쑥, 갯제비쑥, 율무쑥, 더위지기쑥, 참쑥, 외잎쑥, 산쑥, 나까이쑥, 타래쑥, 자재발쑥(약쑥), 왕참쑥, 흰사철쑥, 애기바위쑥, 비쑥, 털비쑥, 외잎물쑥, 물쑥, 누른시베리아쑥, 흰쑥, 두메쑥, 산흰쑥, 가는잎쑥, 넓은잎외대쑥, 가새외대쑥, 그늘쑥, 비단쑥…….

이와 같이 지방에 따라 각기 다른 이름으로 불리고 있으니, 쑥 한 가지만 연구해도 박사가 되고도 남을 것 같다.

약으로 쓰는 법

1. 쑥은 민간약 중에서 가장 많이 그리고 널리 쓰이는 역사가 오랜 약 중의 하나로서『약용식물사전』에는 "복통, 토사, 지혈제로 응용 범위가 넓다."고 나와 있다.

2. 또한 "쑥은 신경통, 신장, 통경(通經: 월경을 순조롭게 함), 감기약, 강장제로도 유효하므로, 가정상비약으로 준비해 두면 좋다."고 쓰여 있다.

3. 씨를 달인 물로 눈을 씻으면 눈에 이롭다고 한다.

4. 쑥은 뜸의 재료로서 수요가 많다.

5. 쑥을 삶아서 건더기를 건져 버리고, 삶은 쑥물을 달여 고아서 조청을 만들어 두고, 열탕에 풀어 마시면 만성 위장병에 특효가 있다고 한다.

6. 노인들의 기력 보강이나 신경통에는 생잎을 달여 마시면 좋다고 『약초의 지식』에 실려 있다.

7. 『본초강목』에는 "쑥은 단오에 채취하여 말려 두었다가 사용하는데, 오래 묵은 것일수록 좋다. 쑥은 생잎을 달여서 쓰고, 말려 두었다가도 쓸 수 있는 진중한 약초이다."고 나와 있다.

72_ 쑥갓

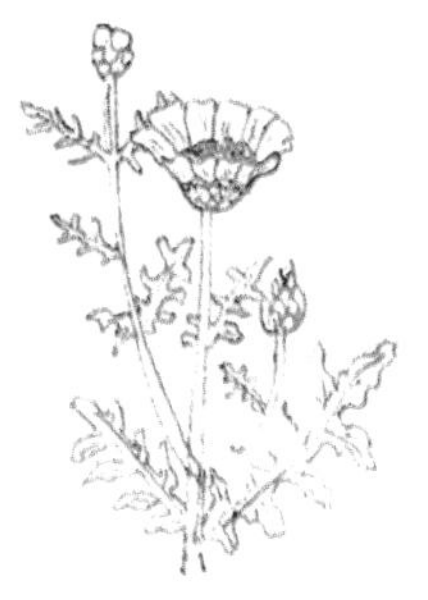

상추와 함께 쑥갓(茼蒿: 동호)은 우리 식탁에 불가결의 채소이다. 쌈으로 좋고, 생절이로 좋고, 매운탕이나 해물찌개에는 빠뜨릴 수 없는 존재이다. 입에서 싱싱하게 씹히는 촉감과 독특한 향기는 입맛을 돋우어 줄 뿐만 아니라 변비, 빈혈, 설사, 감기 등에 다 좋은 채소이다.

육류나 어류를 많이 먹으면 혈액이 산화하는데, 쑥갓에는 엽록소가 풍부하므로, 장의 기능을 왕성하게 하여 노폐물의 배설을 촉진시켜 해독을 시켜주므로, 찌개나 매운탕에 많이 이용하는 것은 이치에 맞는 요리 방법이고, 지치기 쉬운 여름철에 쌈을 싸 먹는 것도 조상들의 지혜의 소산이다.

쑥갓은 알칼리성 식품이므로 보다 더 널리 이용되어도 좋은 채소이다. 예부터 위를 따뜻하게 하고 장을 튼튼하게 해 주는 것으로 알려져 있지만, 쑥갓의 섬유가 장의 작용을 활발하게 하여 장 속의 이상 발효를 막아 주는 것이다.

그래서 변비가 완화되고 피도 맑아지며, 또한 항상 신선한 혈액이 만들어지는 것이다.

이와 같이 엽록소를 다량 함유하고 있는 녹색 채소는 몸의 저항력을 강화하여 질병에 걸리지 않게 하는 동시에 빨리 낫게도 해 주는 것이다.

비타민 A와 C도 많아 피부나 점막의 생리를 건전하게 해 주므로 살결이나 눈을 생기 있게 만들어 준다. 감기 기운이 있을 때에는 일찌감치 쑥갓, 파, 두부를 넣고 된장국을 끓여서 뜨겁게 마시고, 따뜻하게 잠을 자서 땀을 내고 나면 거뜬해진다.

1. 쑥갓을 진하게 달여 마시면 변비가 낫는다.

2. 쑥갓을 계속해서 먹으면 빈혈이 낫는다. 이때는 날로 먹지 말고 익혀서 먹는 게 좋다.

3. 설사가 심할 때에는 쑥갓을 갈아서 주스를 만들어, 마시기 좋게 간을 해서 2, 3번 먹으면 신통하게 낫는다.

4. 앞서 얘기한 것처럼 된장국에 넣어서 끓여, 뜨거운 것을 먹고 나면 감기가 낫는다.

73_ 쑥찜

쑥은 우리나라 산야 각지에 흔하게 자생하는데, 그 중에서도 강화도 쑥이 예부터 유명하며, 인천 앞바다에 있는 자월도(紫月島)도 쑥으로 이름난 섬이다.

쑥은 육지에서 나는 것보다 바닷바람을 쐬고 자란 것을 더 쳐주고 있다. 민간에서는 단오 무렵에 채취한 쑥이 가장 약효가 좋은 것으로 알려져 있다. 쑥은 단군 신화에 "쑥과 마늘을 먹은 곰이 여자로 화신하여 단군을 낳았다."고 전해져 오는 것으로 보아, 오래 전 아득한 옛날부터 사람이 먹어 왔음을 알 수 있다.

찜질에 쓰는 쑥은 생쑥이다. 쑥을 찧어 상처 부위에 붙이고 싸맨다. 상처가 적으면 쑥을 손바닥에서 비벼서 붙이고 붕대로 싸맨다.

쑥은 말려 굽거나 비벼서 부드럽게 하여 뜸뜨는 데에 쓰기도 한다. 또 가루를 내어 환을 지어 먹기도 하고, 떡을 만들어 먹고 국을 끓여 먹기도 한다. 또 달여서 초생아와 산모의 목욕물에 넣어 쓰기도 하는데, 쑥은 다음과 같은 효과를 기대할 수가 있다.

1. 코피가 날 때에는 쑥으로 콧구멍을 막으면 낫는다.
2. 치질에는 쑥을 짓찧어 붙이고, 적백 대하에는 쑥을 달여 마신다.
3. 쑥을 달여 마시면 몸이 데워져서 냉기 예방이 된다.

74_ 씀바귀

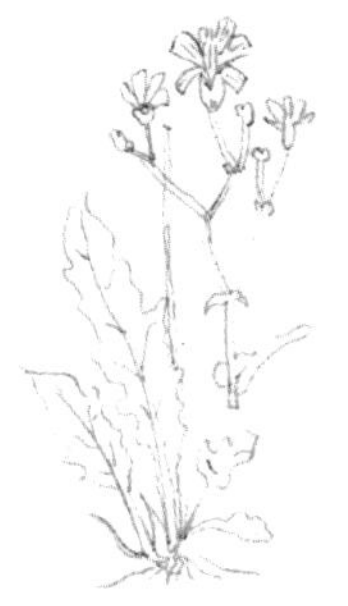

　씀바귀(苦菜: 고채)는 꽃상추과에 속하는 여러해살이풀로서 각지의 산야에 자생하는데, 시골 사람이면 누구나 다 잘 알고 있으며, 봄나물로 냉이와 함께 흔히 먹는 식물이다.

　흘러 간 옛 노래에 "씀바귀나물 무친 저녁상을 받고 보니 눈시울이 뜨겁구나……" 하는 구절이 있다. 씀바귀는 그 정도로 우리네 생활과 밀접한 터전에 놓여 있었다. 씀바귀는 잎, 줄기, 뿌리를 데쳐 찬물에 담가 쓴맛을 빼내고 갖은 양념으로 무쳐 먹는데, 특히 이른 봄 입맛을 돋우어 주는 좋은 나물이다.

　씀바귀는 지방에 따라 씀배, 고들비, 유동 등으로 불리기도 하며, 『본초강목』에는 "겨울에도 얼어 죽지 않는다고 하여 월동엽(越冬葉)이라 한다."고 쓰여 있다.

1. 이른 봄에 씀바귀 나물을 많이 먹어 두면 여름에 더위를 안 먹는다고 한다.

2. 『본초강목』에는 "씀바귀는 오장의 나쁜 기운과 내열(內熱)을 없애고 심신을 편하게 하며 악창(惡瘡)을 다스린다."고 나와 있다.

3. "씀바귀 줄기에서 나오는 흰 즙을 사마귀에 바르면, 스스로 떨어져 없어진다."고 『의학입문』에 쓰여 있다.

75_ 아욱

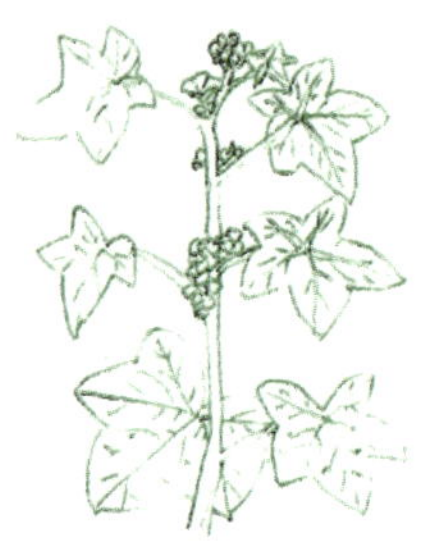

아욱(冬葵: 동규)은 무궁화과에 속하는 한해살이풀이다.

아욱은 우리나라에서 예부터 국거리로 이용해 왔으며, 한 철의 별미로 먹어 왔다. 삶아서 쌈으로도 먹었고, 국을 끓여서도 먹었으며, 줄기의 껍질을 벗겨 솥에 넣고 된장이나 고추장을 풀고 쌀죽을 끓여(아욱죽) 먹기도 했다.

아욱죽은 몸에 열이 있을 때에 먹으면 좋은 것으로 알려져 왔다.

아욱 씨는 한방에서 동규자(冬葵子)라 하며, 이뇨와 최유제(催乳劑)로 쓰고 있다.

아욱을 나물로 먹을 때는 잎을 삶아 무쳐 먹고, 국에 넣어 먹고, 줄기를 벗겨 양념해 먹기도 하지만, 약으로는 주로 아욱 씨를 이용한다.

1. 아욱 씨는 이뇨와 최유의 효과가 있다.
2. 아욱 씨를 볶아 가루를 내어 먹으면, 오줌이 잘 나오고 신장 결석을 낮게 한다.
3. 아욱국을 계속하여 먹으면 체증(滯症)이 낫는다.
4. 멍이 든 데에는 아욱 씨를 빻아 한 번에 8g씩 마시면 멍이 풀린다.

76_ 약메밀

약메밀(蕺菜: 즙채)은 멸이라고도 하는데, 즙채 또는 필관채(筆官菜)라는 이름을 가진 삼백초(三白草)를 이르는 말이다.

예전에는 한자말로 하면 유식하고, 순 우리말로 하면 무식하다고 여겨지던 때가 있었다. 이것 역시 약메밀이라는 좋은 우리말이 있는데도 불구하고 굳이 중국에서의 이름인 즙채니 필관채니 하였고, 지금 역시 약메밀이라면 모르고 삼백초라고 해야 알 정도로 되고 말았다.

슬프고도 쓰라린 옛일은 덮어 두고, 이 풀은 숙근초(여러해살이 풀)로서 산야의 습지에 자생한다. 잎은 고구마 잎과 비슷하고 표면은 담갈색을 띠고 있는데, 잎과 줄기에서는 특이한 냄새가 난다. 중국이나 일본에서는 옛날부터 그 뿌리를 식용으로 해 왔으나, 우리나라에서는 별로 알려져 있지 않다.

『본초강목』에는 소채부에 수록되어 생식하는 것이 좋다고 나와 있다. 또한 일본의 『식용식물지(食用植物誌)』에는 뿌리와 잎을 식용한다고 쓰여 있다.

약메밀을 십약(十藥)이라고도 부르는데, 그 이유는 이 풀로 말을 기르면 10가지 약효가 있다는 데에서 생긴 것이라 하며, 옛날부터 약초로 알려져 왔다. 우리나라에서는 그다지 알려져 있지 않으나, 일본에서는 민간의 가정상비약으로 널리 보급되어, 전원에 흔하게 재배되고 있다.

『약용식물사전』에는 "약메밀은 가장 유명한 민간약으로서 생즙은 종기, 창상 등에 바르면 효과가 있고, 이뇨의 효과가 있어 요도염에는 이것을 달여 먹는다."고 나와 있다.

『약이 되는 식물』에는 "치질, 치핵, 치루에는 약메밀의 땅속줄기를 즙을 내어 한 번에 4g씩, 하루에 3번 마시거나, 잎과 줄기를 말려 40g 가량을 물 4홉에 달여서 반이 되거든 하루에 3번 나누어 마시면 효과가 있다."고 되어 있다.

『약초의 지식』에는 "일체의 뇌질환에 달여 마신다. 축농증에는 반 년쯤 계속 달여 마시면 낫는다. 치질에는 생뿌리를 갈아서 먹는다."고 했으며 또『본초강목』에는 "약메밀은 맛이 맵고 독이 있다. 생식하는 것이 좋으나 오래 먹으면 양기가 감퇴된다."고 나와 있다.

77_ 양배추

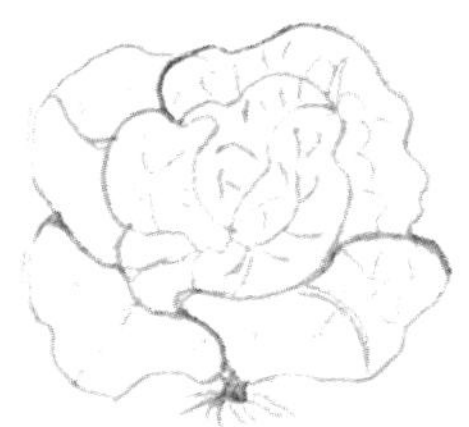

　　양배추를 우리나라에서 식용으로 하기 시작한 지는 그리 오래지 않다. 양배추의 한자 이름은 감람(甘藍)인데, 양배추의 약용에 관한 기록은 옛 문헌에서도 찾아볼 수가 없다. 따라서 민간요법에서 쓰였다는 기록도 없다.

　　다만 근년에 와서 양배추를 많이 식용하면서, 그 성분이나 약물적 효능을 알게 되어 널리 이용하기에 이르렀으며, 식품으로서도 여러 가지로 이용법이 연구되기에 이르렀다.

　　양배추는 십자과(배추, 무와 같은)에 속하는 두해살이풀로서 지중해 일대와 소아시아 지방이 그 원산지이다. 그것이 중앙아시아 사막으로부터 습기가 많은 중국, 광동 연안에까지 분포되어 중국에서는 일찍부터 식용으로 이용하여 왔으며, 현재에도 중국 요리에는 양배추가 널리 이용되고 있다.

　　양배추는 단단하게 결구되며, 백색화하는 부분이 전체의 85%를 차지한다. 겉을 싸고 있는 녹색 부분은 질기지만, 백색 부분보다 영양가가 높다.

　　양배추의 녹색 부분에는 비타민 A, 백색 부분에는 비타민 B와 C가 들어 있는데, 특히 비타민 A가 많이 들어 있는 채소이다.

양배추는 삶으면 회분, 단백질, 당분이 파괴된다. 특히 오래 삶으면 회분이 1/2에서 1/3이 없어지고, 단백질은 1/2, 당분은 2/3가 파괴되므로 될 수 있는 대로 날로 먹는 게 좋으며, 부득이할 때라도 삶는 시간을 짧게 하는 게 좋다.

양배추 먹는 법

1. 날로 채쳐서 초간장으로 간을 해서 먹으면 무기질 공급원이 된다.
2. 데쳐서 쌈을 싸 먹어도 좋은 효과를 본다.
3. 즙을 내어 하루에 1컵씩 마시면 강장 효과가 있다.
4. 즙을 장복하면 당뇨병에도 효과가 있다.
5. 양배추즙은 위궤양 치료에도 효과가 있다.(푸른 잎이 더욱 좋다.)
6. 양배추를 삶아, 그 물을 매 식전에 1컵씩 마셔서 건강해졌다는 사람이 있다. 이때 현미 달인 물을 곁들여 마시면 더욱 큰 효과를 본다고 했다.

양배추의 효능

양배추즙을 식간에 한 컵씩 계속해서 마시면 강장(强壯) 효과가 있다.

78_ 양파

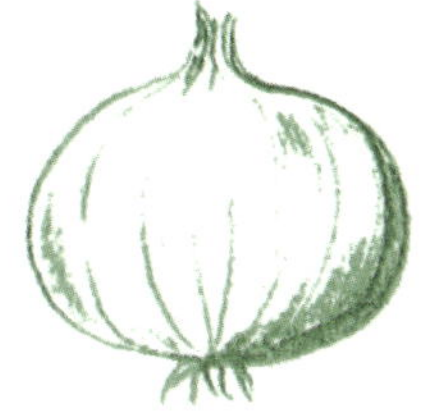

　양파(玉葱: 옥총)는 백합과에 속하는 여러해살이풀로서 비늘줄기에 싹이 돋은 것으로 우리나라에 들어온 역사는 짧으나, 우리 식생활에서 그 용도는 점점 늘어 가고 있다.

　『장생(長生)의 과학』에는 "양파는 고혈압과 동맥경화증에 유효하다. 특히 양파의 갈색 겉껍질은 혈관을 강화하고, 경화된 동맥을 유화(柔化)하는 효과가 있다. 양파의 외피 가루는 동맥경화증을 예방한다. 따라서 양파의 상식(常食)은 건강에 좋다."고 나와 있으며, 또 "양파를 상식하면 대머리도 예방된다."고 쓰여 있다.

　양파의 특이한 냄새는 일종의 자극제가 되어 소화액의 분비를 촉진시킨다. 양파는 불면증이나 그 밖에 근육을 많이 쓰는 사람에게 도움을 주고, 등산이나 힘든 일을 시작하기 전에 양파를 먹으면 피로를 덜 느낀다고 한다.

양파의 효능

1. 양파는 자극성이 강하다. 따라서 신경을 흥분시키고 혈액순환을 촉진시켜 해독 작용을 하며, 살균력이 강하다. 끼니때마다 먹으면 건위, 강장의 효험을 본다.

2. 파, 마늘, 양파를 먹어서 입에서 나는 냄새는 김이나 다시마를 먹으면 없어진다.
3. 식기에 묻은 양파나 마늘 냄새는 겨자가루로 닦으면 없어진다.
4. 양파를 삶을 때 나는 냄새는 뚜껑을 열고 식초를 몇 방울 떨어뜨리면 없어진다.
5. 불에 데거나 끓는 물에 덴 데에는 양파즙을 자주 바르면 소염, 진통이 된다.
6. 양파를 많이 먹으면 혈액순환이 촉진되고 해독 작용이 된다.
7. 얼굴에 주름살이 생겨 신경이 많이 쓰이는 사람은 양파를 많이 먹도록 한다. 매 식사 때에 날 양파를 썰어 장에 찍어 먹고, 요리를 할 때에는 양파를 많이 쓰도록 하며, 고기를 양념에 재어 놓을 때에는, 반드시 양파를 갈아서 쓰도록 하면 잔주름이 없어진다.

79_ 엉겅퀴

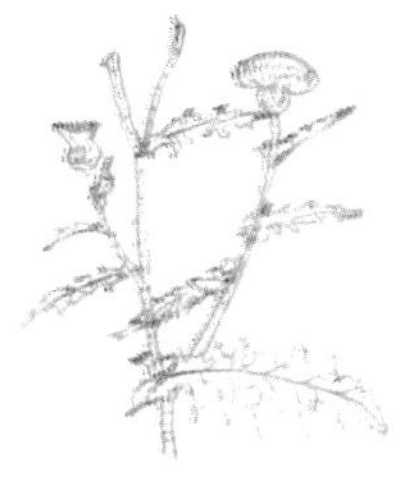

　　엉겅퀴(野紅花: 야홍화)는 국화과에 속하는 여러해살이풀로서 산야에 자생하는데, 키는 1.5미터쯤 자라고, 잎에는 센 가시털이 나 있으며 뻣뻣하다. 가을에 자줏빛이 나는 붉은 꽃이 두상화(頭狀花)로 핀다. 그 종류가 많으며, 관상용으로 재배하는 것도 있다.

　　어린잎과 뿌리는 봄철에 삶아서 나물로 먹는다. 뿌리는 한방에서 대계(大薊)라는 이름의 지혈약으로 쓰고 있다.

1. 민간요법에서는 잎과 뿌리를 짓찧어 달걀 흰자위에 개어 유암(乳癌)에 붙인다.

2. 비타민 B의 부족으로 생기는 각기병에 엉겅퀴 뿌리를 달여 마시면 효험을 본다.

3. 『본초강목』에는 "엉겅퀴는 어혈, 토혈, 비혈, 옹종, 옴, 대하증을 다스리고 정력을 기르며, 기혈을 보한다."고 쓰여 있다.

4. 또한 『산보방(産寶方)』에는 "부인들이 하혈을 할 때에는 엉겅퀴 즙을 내어 마시면 즉효가 있다."고 나와 있으며, 예로부터 어혈을 푸는 데와 옹종을 다스리는 데에 엉겅퀴 잎과 뿌리를 달여 마셔 왔다.

80_ 여뀌

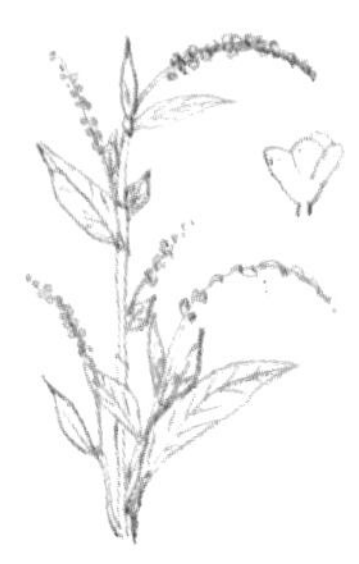

여뀌(水蓼: 수료)는 마디풀과에 속하는 한해살이풀로서 잎의 크기와 빛은 품종에 따라서 일정하지가 않다. 여름에서 가을에 걸쳐 백색 또는 담홍색 꽃이 핀다.

줄기와 잎을 짓이겨 냇물에 풀어서 물고기를 잡기도 하는데, 잎은 맛이 매워서 조미료로도 쓰인다. 맛이 맵기 때문에 고채(苦菜), 당채(唐菜)라는 이름으로 불리기도 한다.

『약용식물사전』에는 "여뀌의 잎과 줄기를 달여 마시면 흥분제, 해열제, 일사병의 예방제도 되며, 즙을 내어 독충에게 물린 데에 바르면 해독이 된다."고 쓰여 있다. 『본초강목』에는 "여뀌는 사기(邪氣: 병이 나게 하는 기운)를 없애고 눈을 밝게 하며, 수기(水氣: 콩팥의 음기)를 내리며 오장의 막힌 기를 통해 준다. 잎은 대소장의 사기를 없애고 속을 편안하게 한다."고 적혀 있으며, 피로할 때에 여뀌를 달여 마시면 피로가 풀린다고 한다.

81_ 연

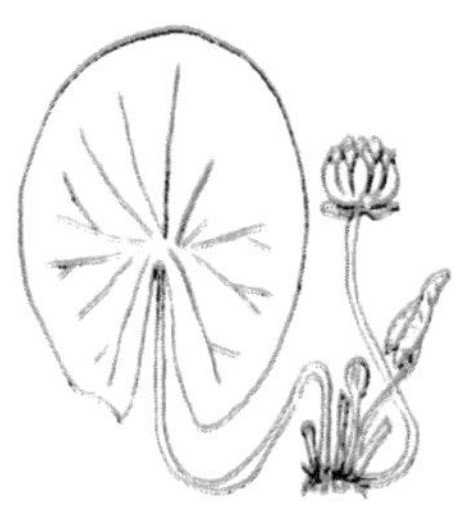

　　연(蓮)은 수련과(睡蓮科)에 속하는 여러해살이 수생식물(水生植物)이다. 세계 각지의 연못에서 재배되는데, 땅속줄기는 굵고 길며, 아름다운 꽃은 불교에서 신성시되어 왔다.

　　땅속줄기는 연근(蓮根)이란 이름으로 널리 식용되어 왔으며 어린잎은 데쳐서 쌈을 싸 먹고, 씨는 연밥(蓮實: 연실)이라 하여 한방에서는 자양강장제로 쓰인다.

　　『본초강목』에 보면, "땅속줄기의 마디(節)를 우절(藕節), 수화(水化), 하화(荷花)라 하고, 꽃받침은 벌집과 같이 생겼는데, 연장(連房), 연봉각(蓮蓬殼)이라고도 하며, 씨는 연실(蓮實), 어린 싹은 연의(蓮薏), 고의(苦薏)라 한다."고 쓰여 있다.

　　『약용식물사전』에는 "코가 막히거나 코피가 날 때에 연근즙을 콧구멍에 몇 방울 떨어뜨리면 낫는다."고 되어 있으며, "연근으로 죽을 쑤어 계속 먹으면, 어혈을 녹이고 소화가 잘 되며, 몸이 튼튼해져서 기분이 좋아지고 심신이 상쾌해진다."고 나와 있다.

　　『본초강목』에는 "연실은 기력을 기르고 백병을 없앤다. 오장을 보하고 갈증을 없애며 이질을 다스린다. 심신을 편하게 하고, 많이 먹으면 상쾌하나 날로 먹으면 헛배가 불러지므로 쪄서 먹어야 한

다.”고 쓰여 있고, 술독(酒毒)에는 연근을 짓찧어 더운 물에 타서
마시면 풀린다고 되어 있다.

82_ 염교

일본에서 전해져 온 식품이다. 염교(薤菜: 해채)는 일본말로 락쿄라고 하는데, 나리과에 속하는 식물이고, 파, 마늘과 같은 종류이다. 매운 성미와 코를 톡 쏘는 특유의 냄새는 유황성 자극 성분에 의한 것인데 다른 파, 마늘 종류에 비하면, 염교의 맛이나 냄새는 연한 것으로, 옅은 단맛까지 있어서 먹기에 산뜻한 느낌마저 든다.

파, 마늘 종류와 공통적인 약효를 가지고 있으므로, 비타민 B_1의 흡수를 도와서 체내에 필요한 유지대사(維持代謝)를 활발하게 해준다. 이 비타민 B_1이 부족하게 되면, 신경이 날카로워지고 심장에 탈이 생기기도 한다.

비타민 B_1은 심한 운동이나 노동을 한 뒤에는 특히 많은 양이 필요하다. 추운 때보다는 여름에 더 많은 양을 필요로 하므로 무덥고 입맛이 떨어지는 여름철에는 염교절임(일본말로 락쿄)이 식욕을 돋우어 주는 것도 몸이 자연스레 요구하는 일이라 하겠다.

비타민류는 체내에서 만들 수가 없는 것이므로, 식품을 통해서 섭취할 수밖에 없다. 한꺼번에 많이 소요되는 것이 아니므로, 조금씩 늘 먹어서 모자라지 않게 주의하여 균형을 유지하는 것이 좋다.

염교는 절임을 만들 수 있을 뿐만 아니라, 염교주(술)를 담가 마
실 수도 있다. 염교의 효능을 들면 다음과 같다.

염교의 효능

1. 불안, 초조, 신경과민에 유효하다.
2. 혈액의 산독화 방지에 좋다.
3. 부인들의 냉증, 생리통, 설사, 천식 예방에는 염교주가 좋다.
4. 정장 효과가 있어 질병 예방에 도움이 된다.

염교 절임 만드는 방법

1. 염교를 사다가 껍질을 벗겨 깨끗이 씻은 다음 채반에 받쳐 물
   기를 뺀다.
2. 한꺼번에 소금을 많이 뿌려 담그지 말고, 8∼10%의 묽은 소금
   물에 담가 둔다.
3. 염교에서 수분이 빠져 나오거든 소금을 쳐서 처음 염도를 유지
   하면서 3주일쯤 두면 충분히 유산발효가 이루어진다.
4. 염분을 15∼17%로 하여 장기간 보존한다.(이대로 먹어도 되고
   떠내어 5시간쯤 물에 담가 염분을 뺀 다음, 설탕과 식초를 탄
   물에 담가두고 먹어도 된다.)

83_ 오미자

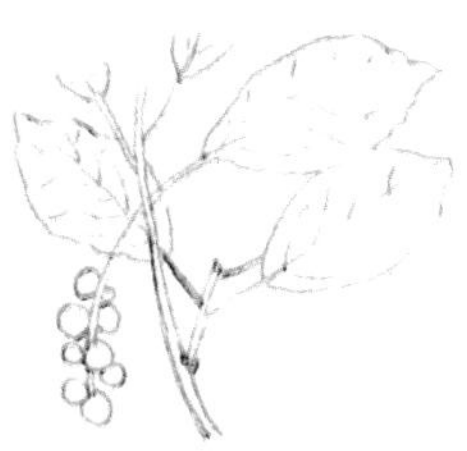

오미자(五味子)는 목란과에 속하는 덩굴성 오미자나무의 열매이고, 오미자나무는 산야 각처에 자생하고 있다. 이 나무는 상록의 덩굴성 나무인데, 가지에는 다갈색의 털이 있고, 잎은 긴 타원형으로 마주보고 난다. 여름철에 방향의 불그레한 작은 꽃을 피우고, 꽃이 진 뒤에는 둥글둥글한 붉은 열매가 이삭 모양으로 늘어져 열린다.

열매의 맛은 신맛에 단맛도 나고 약간 떫은 듯도 하며, 속칭 5가지 맛이 섞여 난다고 하여 오미자라는 이름이 붙여졌다.

오미자로는 오미자차, 오미자떡, 오미자국, 오미자화채 등을 만들어 먹는다.

그 중 오미자화채는 천연적인 색과 향기가 있는 좋은 청량음료이다.

오미자화채 만들기

오미자를 찬물에 조금씩 담가 진하게 우러나거든 한 번 끓여 고운 채로 받치고, 설탕을 진하게 타서 다시 끓여 시럽을 만든다. 마실 때 찬물로 색과 신맛을 알맞게 희석한 다음, 잣을 5, 6개 띄우면 된다.

오미자즙 만들기

빛이 붉고 싱싱한 오미자를 골라 물에 하루쯤 담가 놓으면, 물이 분홍색으로 우러나고 맛이 새콤해진다. 신맛이 너무 진하면, 물을 타고 설탕을 넣어서 맛을 맞춘다. 이렇게 된 오미자즙은 소화를 도와주고 식욕을 돋우어 주는 음료가 된다.

오미자차 만들기

오미자 말린 것 3g(날것일 때는 15g)을 미지근한 물에 하루쯤 담가 두었다가, 채에 받쳐서 끓인다. 물이 끓은 뒤에 설탕이나 꿀을 타서 마신다. 이렇게 만든 오미자차 역시 소화를 도와 준다.

약으로 쓰는 법

1. 보약에는 반드시 오미자가 들어간다. 정력을 강화시켜 주기 때문이다.
2. 오미자는 기침을 다스린다. 오미자차나 오미자를 우린 물을 마셔도 좋다.
3. 오미자를 달여 매 식전에 마시면 자양 강장제가 되고, 내분비액의 분비를 촉진시켜 준다.
4. 오미자를 상용하면 피로가 덜하고 몸에 이롭다. 또 눈이 밝아지고 신장을 도우며, 음(陰)을 강화하고 남자의 정력이 증강된다.
5. 오미자는 소갈을 그치게 하고 번열을 없앤다.

6. 오미자는 술독을 풀고 기침을 다스린다.

※오미자의 껍질은 달고, 살은 시며, 씨는 맵고 쓰며 떫다.『본초
비요』에는 "시고 짠맛은 수렴에 쓰이고, 폐기와 신수(腎水)를
자양(滋養)한다. 기를 익(益)하고 진(분비물)을 만든다. 허를 보
하고 눈을 밝게 하며, 음을 강하게 하고 정(精)을 돕는다. 열을
물리치고 땀을 거두며 구토를 그치게 하고 설사를 막으며 기침
을 멎게 하고 천식을 고친다. 번갈을 없애고 수종을 다스리며
주독을 푼다. 보약에 쓰는 것은 물에 담갔다가 쪄서 쓰고, 기침
약으로는 날것을 쓴다."고 쓰여 있다.

84_ 우엉

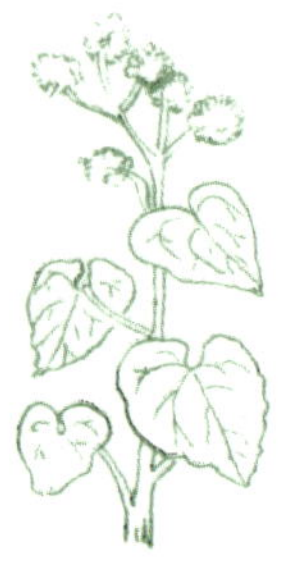

우엉(牛蒡: 우방)은 국화과 식물로서 뿌리를 식용으로 하고 있으며 어린잎은 쑥처럼 떡을 만들어 먹을 수도 있다.

우엉은 당근과 마찬가지로 예전에 우리나라 사람들은 먹을 줄 몰랐었다. 세상이 넓다고는 하지만, 우엉을 식용으로 하고 있는 나라는 일본과 우리나라뿐이다. 우엉에 함유되어 있는 이눌린은 신장 기능을 정상화해 주므로 이뇨 효과가 있으며, 알기닌 성분이 성 호르몬의 분비를 촉진하여 강정 효과도 나타낸다.

우엉의 섬유는 장벽을 자극하여, 소화를 원활하게 하여 노폐물의 배설을 촉진시키므로, 변비기가 있는 사람에게는 많은 도움이 된다. 그 밖에 철분도 많아서 조혈력(造血力)의 회복, 빈혈 방지에 효과적이다.

강판에 갈아서 열탕에 꿀을 타 마시면 감기에도 듣는다. 즙을 짜서 우엉물을 마시면, 장내의 이상 발효를 막아 심한 복통도 신기하게 낫는다. 냉증인 사람에게는 보온 작용을 해 주는 것도 이런 특성 때문이다.

우엉은 껍질에도 맛이 있으므로 껍질째로 조리하는 게 좋으며, 뿌리가 매끈하게 돋고 흙이 묻어 있는 것을 사다가 깨끗이 씻어서

조리한다. 너무 굵은 것은 속이 비어 있거나 딱딱한 심이 박혀 있
는 수가 있다.

우엉의 효능

1. 즙을 내어 먹으면 가래가 삭는다.
2. 벌레에 물린 데에는 우엉즙을 바르면 낫는다.
3. 푸른 채소와 함께 채쳐서 기름에 볶아 먹으면, 조혈 작용이 왕
   성하여 빈혈에 효과가 있다.
4. 평소에 많이 먹고 있으면 이뇨, 해독, 강장, 강정이 된다.
5. 변비가 낫고 부기가 빠진다.

85_ 유자청

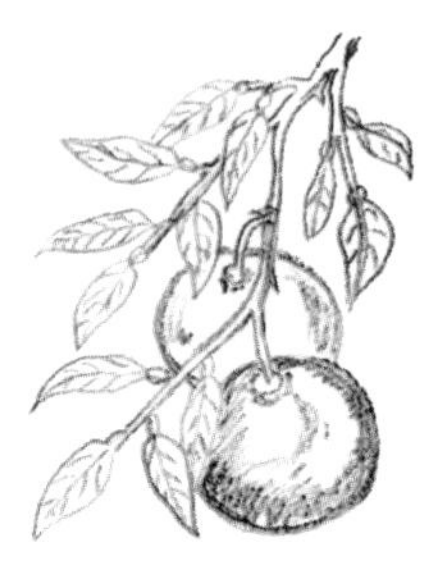

　유자(柚子)를 쪼개면 향기가 짙으며, 속에는 알갱이 12쪽이 들어 있는데, 그 한쪽 속에는 2, 3개의 씨가 들어 있다. 유자가 귤과 다른 점은 껍질이 두껍다는 것과 맛이 시다는 점 그리고 알갱이 속에 씨가 들어 있다는 점이다.

　이 씨를 모아 말려서 베갯속으로 쓰면 머리가 맑아진다. 또한 큼직한 유자 10개를 골라 껍질과 씨를 제거하고, 으깨어 유리병에 넣은 다음 꿀 100g을 넣어, 7일 동안 밀봉해 서늘한 곳에 두었다가 뜨거운 물에 알맞게 타서 먹는다.

　또 유자를 껍질째 채쳐서 항아리나 주둥이가 넓은 유리그릇에 시루떡을 앉히듯이 켜켜이 설탕을 담고 밀봉하여 서늘한 곳에 2, 3주일 두었다가 한 숟가락씩 떠내어 뜨거운 물에 타서 마시면, 향기와 맛을 한꺼번에 즐길 수 있는데, 그 효과는 다음과 같다.

유자청의 효능

1. 급성주독(急性酒毒)을 풀어준다.
2. 기침을 멈추게 한다.
3. 간장염에도 효험이 있다.

4. 가래를 녹여 준다.

5. 입맛을 돋우어 준다.

6. 신경통, 류머티스에 듣는다.

7. 초기 감기에 효험이 있다.

86_ 율무

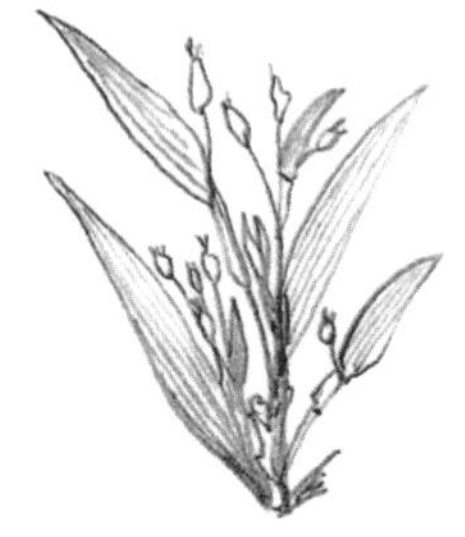

　　율무쌀은 의이인(薏苡仁)이란 이름으로 한약 재료로 예로부터 쓰여 왔으나, 음식물로는 그리 널리 이용되지 못하다가, 근년에 와서 좋은 평가를 받고 있는 실정이다. 율무는 겉모양이 염주알 비슷하고, 식물은 잡초처럼 강하여 어디서나 잘 자라서 많은 수확을 올릴 수 있는데, 곡류 중에서 가장 단백질이 많은 식물이다.

　　탄수화물, 지방류, 미네랄이 풍부하므로 영양분도 많고 소화도 잘 되는 곡물이지만, 옛날 사람들에게는 괄시를 받아 왔다. 지금에 와서는 암의 예방, 기력증강, 비만방지 등의 효과를 인정받아, 현대인에게는 진정 구세주와 같은 식물이 되고 있다.

　　강한 효소력이 있어서 신진대사를 활발하게 해 주어, 노폐물을 신속히 배출시켜 주므로 혈액이 깨끗해진다.

　　이뇨, 배농(排膿), 진통, 신경통, 류머티스, 어깨결림, 요통, 간, 신장병, 대하증 등등에 효과가 있고, 살결을 곱게 하여 기미, 주근깨, 여드름, 입 냄새, 겨드랑이 냄새 등까지도 해소시켜 준다. 또한 사마귀를 없애는 기이한 효능 외에, 암세포의 발육을 저지하는 성분인 게르마늄과 그 밖의 성분이 위암, 자궁암 등에도 대단한 효과를 나타낸다.

그렇다고 한꺼번에 많이 먹을 것은 아니다. 조금씩 밥에 섞어 먹는 정도가 좋다.

율무쌀을 씻어 물에 2~3시간 담가 불린 뒤, 물을 많이 붓고 3~4시간 푹 달이면 뿌연 미음이 된다. 이것을 냉장고에 보관해두고 차처럼 하루에 3~4번, 1컵씩 마시면, 배뇨가 잘 되고 식욕이 나고 소화도 잘 된다. 또한 현미와 함께 5대 1로 압력솥으로 밥을 지어 평소에 먹고 있으면 건강이 증진되어 모든 질병이 예방된다.

당뇨병이나 미용에는 가루를 만들어 찹쌀가루와 함께 섞어 풀 같은 죽을 쑤어 먹으면 좋다. 밥에 섞은 율무를 골라 씹어서 사마귀에 붙여 두면, 어느 사이에 사마귀가 없어진다. 단, 단시일에 되는 일이 아니므로 꾸준히 계속해야 할 일이다.

율무의 효능

율무를 현미와 섞어 밥을 지어 먹으면, 정신이 맑아지고 속이 편하다. 또한 피부가 윤택해지고 피부병에 걸리는 일이 없다. 부인들의 피부 미용에 좋으며, 노인들의 검버섯은 저절로 없어진다.

전신에 무사마귀가 돋은 사람도 율무를 계속 먹으면 깨끗이 없어진다. 중병 환자로서 유동식 이외에는 아무것도 못 먹을 때에는 율무쌀 미음(오래 끓여서 막지를 짜낸 물)이 가장 좋다.

율무쌀은 자양 강장, 이뇨, 진해, 진경, 호흡기 질환, 사마귀, 위장 장애, 류머티즘, 신경통, 당뇨병, 신장병 등에 효과가 있다. 율무쌀 가루를 찹쌀과 섞어 죽을 쑤어 먹으면 더욱 좋다.

생율무쌀을 씹어 사마귀 위에 붙이고 거즈로 싸매 두면 4, 5주일 사이에 떨어져 버린다.

87_ 은행

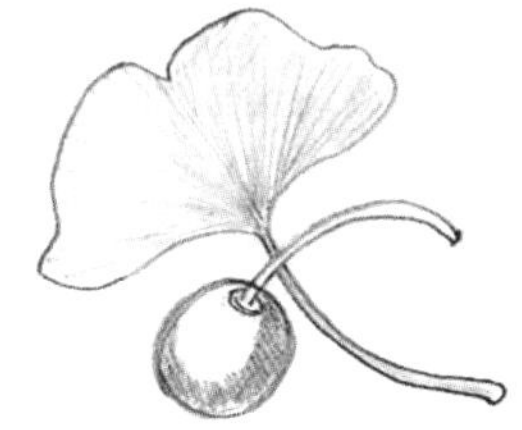

　　은행(銀杏)은 은행나무의 열매이다. 은행나무는 '살아 있는 화석'이라고 불릴 만큼 수천 년이 지나도 열매가 열리고, 은행을 심으면 반드시 싹이 트는 등 기막히게 왕성한 생명력을 지니고 있다. 그러므로 그것을 먹는 사람에게도 그러한 생기를 주어 강장, 강정, 효과가 두드러지게 나타나는 것이다.

　　견과류는 모두 씨 속에 싹을 틔우기 위한 영양분이 균형 있게 저장되어 있으므로, 과식을 해서는 안 된다. 은행의 섭취량은 하루에 어른 5~6알, 아이들은 2~3알이 알맞다. 아무튼 견과류는 수분이 고작 5%인데, 육류나 생선은 60~70%이므로 얼마나 내용물의 농도가 짙은가를 알 수가 있다. 그러므로 적은 양으로도 충분히 영양분이 공급되는 것이다.

　　우리 일상생활에서 과식은 언제나 구토와 호흡곤란을 초래한다. 좋은 식품을 약간 모자라는 듯이 먹는다면, 전신의 조직 기능이 그 부족분을 보충하려고 왕성하게 움직이게 된다.

　　은행은 허파의 기능을 강화함과 동시에 보온 작용도 해 주므로 야뇨증이나 빈뇨증이 있는 사람에게는 특히 좋다. 야뇨증이 있는 사람은 취침 3시간쯤 전에 은행을 몇 알 구워 먹으면 된다.

　은행은 날로 먹으면 오줌이 잘 나오게 되고 구워 먹으면 오줌이 잘 안 나오게 된다. 은행을 참기름에 1년쯤 절여 두면 폐결핵에 아주 신효한 약이 되는데, 그 이유는 은행에 들어 있는 단백질 분해 효소가 체내에 쌓인 단백질 모양의 노폐물을 분해 제거시켜 주기 때문이다.

　또한 은행을 짓찧어서 바르면 종기나 피부병, 거친 살결, 튼 데에 모두 효험이 있다.

은행의 효능

1. 천식, 기침, 가래에는 은행을 볶든지 구워서 5～6알 먹으면 도움이 된다.

2. 대하, 임질에는 날 은행을 15～20알 껍데기를 까서 물을 부어 믹서로 갈아 꿀을 타서 공복에 마시면, 1시간 후이면 대량의 오줌이 나오고 병도 낫는다.

※ 옛날 중국에서는 시집가는 딸의 타고 가는 가마 안에 으레 구운 은행을 한 줌씩 넣어 주었다고 한다. 먼 길을 가는 동안에 가마 속에서 오줌이 마려워지는 것을 염려하는 어머니의 배려인 것이다.

88_ 일엽초

일엽초(一葉草)는 일명 다시마 일엽초라고도 하는, 고사리과에 속하는 여러해살이 상록 양치식물(羊齒植物)의 일종이다.

우리나라에서는 전북 지방과 울릉도, 제주도 등지의 깊은 산 속의 큰 나무에나 바위 등에 자생하는데, 제주도의 한라산에는 고목이나 바위에 많이 자생하고 있다. 약삭빠른 사람들이 채집해서 암의 치료약이라고 팔고 있으나 확인된 바는 없고, 신장염에는 탁월한 효과가 있음을 필자가 경험한 바 있다.

일엽초는 여름과 가을에 잎의 뒤쪽 윗면에 줄을 지어 동그란 자낭군(子囊群: 홀씨 주머니)이 두 줄로 생기며, 늦가을에 잎은 다소 시들지만, 뿌리는 줄기와 같이 남아서 겨울을 난다. 어느 곳에서나 나는 식물이 아니므로 구하는 데에는 적잖이 힘이 든다.

이와 비슷한 것에 '깊은산일엽초'가 있는데, 잎이 약간 얇고 푸른색이 짙으며, 잎자루가 있는 게 다른 점이어서, 구분하기는 쉬우나 약효에는 별다름이 없다.

일엽초의 효능

1. 약탕관이나 알루미늄 주전자에 40g쯤 넣고 약한 불로 서서히 2~3시간 달인다. 일엽초는 봄~여름에 채취한 것이 약효가 좋다.

2. 보통 차를 마시듯이 하루에 3~4번, 한 번에 1컵씩 뜨거운 것을 훌훌 불어 가면서 마시되, 단시일에 약효를 기대하지 말고 느긋하게 장복을 하면 반드시 효험을 본다.

3. 이뇨 작용이 탁월하여 신장 질환에 효험이 크다.

4. 방광염에도 좋고 자궁내막염, 자궁염에도 좋다.

5. 임질이나 복막염에도 효과가 있다.

89 _ 잇(홍화)

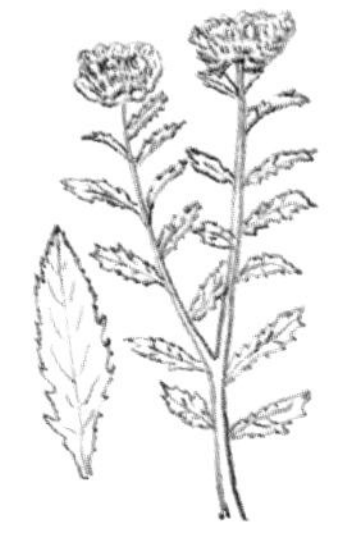

잇(홍화: 紅花)은 국화과에 속하는 한해살이풀로서 원산지는 이 집트이지만 지금은 세계 각지의 산야에 널리 분포되어 있으며, 많이 재배도 하고 있다. 키는 1미터에 달하고 잎은 넓고 길다.

여뀌꽃 비슷한 꽃이 피는데 꽃부리(花冠)를 모아서 물감을 만든다. 잇은 홍화라는 이름으로 더 잘 알려져 있다.

홍화는 분홍빛으로 매우 아름다우며, 예부터 이 꽃을 원료로 연지를 만들었다. 어린잎은 식용으로 하고, 그 씨는 뼈를 다친 데에 좋다고 하여, 근래에 많이 회자(膾炙)되고 있다. 또 홍화씨로는 기름을 짠다. 일본서는 잇을 화장용품의 착색 염료로 또는 과자의 무해 착색염료(無害 着色染料)로 널리 쓰이고 있다.

한방에서는 홍화(紅花)로 중용되고 있는데, 쓰이는 범위는 넓다.

잇(홍화: 紅花)의 효능

1. 잇꽃 말린 것을 술에 담가 두면 술이 붉은 색으로 변하는데, 이것을 입술이 튼 데 바르면 잘 낫는다. 잇꽃은 달여서 월경불순의 치료약으로 쓰며, 위장병이나 설사에도 유효하다. 또 혈압을 내릴 목적으로 쓰기도 한다.

2. 한방에서는 월경이 나오지 않은 데에도 쓰는데, 술에 담가 두었던 홍화를 하루에 10g씩 달여서 마시게 한다.

3.『본초강목』에는 "잇은 산후의 혈훈(血暈: 피를 많이 흘려 어지러운 증세)과 산후 복통에 쓰인다. 단, 약에 넣어도 1g 이상은 금한다."고 나와 있으며,『본초비요』에는 "변비, 두창, 편도선염을 다스린다."고 나와 있다.

4. 편도선염에는 잇꽃을 짓찧어 짜낸 즙을 작은 잔으로 한 잔 마시면 곧 낫는다.

5. 피를 토할 때에는 이과 도인(桃仁)을 달여서 마시면 낫는 것으로 되어 있다.

6. 근년에는 홍화씨를 볶아 달여 먹으면 뼈를 다친 데에 유효하다고 중국에서 많은 홍화씨(잇꽃씨)가 들어오고 있다.

90_ 자두

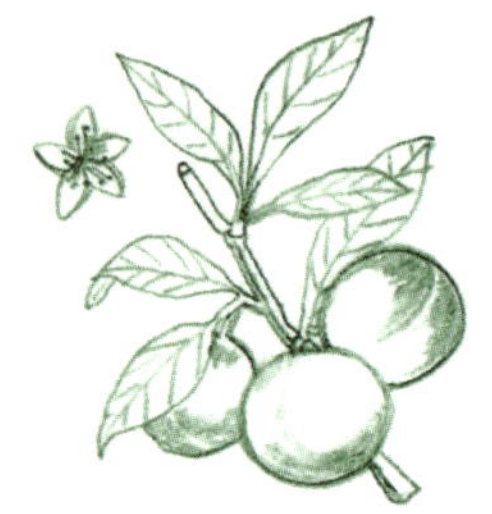

　자두(紫桃: 자도)는 앵두과에 속하는 낙엽 활엽 교목의 열매로서, 생김새는 복숭아 비슷하나 좀 작고 신맛이 있으며, 겉면에 털이 없어 맨질맨질하게 윤이 난다. 예전에는 오얏이라고 불렀다.

　자두를 '생명의 과일'이라고 부르는 러시아의 코카서스 지방에서는 무려 2000년 이전부터 자두를 먹어 왔던 것으로 알려져 있으며, 세계 유수의 장수촌을 이루고 있다.

　시골로 가면 대개 어느 집에나 앵두나무, 자두나무, 복숭아나무, 감나무, 밤나무 중에서 그 어느 하나쯤 볼 수가 있다. 그만큼 우리와 밀접한 관계에 있는 게 자두이다. 자두에는 칼슘, 인, 철분, 칼륨, 나트륨, 마그네슘 같은 미네랄이 아주 다량으로 들어 있고 또한 비타민류도 풍부하므로 미용상으로도 훌륭한 식품이며, 피부에 윤기를 나게 해 준다.

　날로도 먹고 즙을 내어서도 먹고, 물을 부어 삶아서 국물까지 먹어도 맛이 좋다.

자두의 효능

1. 알맞은 당분과 효소 성분의 작용이, 완화 작용을 나타내어 통
   변을 쉽게 해 준다.
2. 미네랄류가 풍부하여 간장과 신장 기능을 강화해 주므로 정혈,
   조혈이 촉진되어 고혈압을 비롯하여 빈혈과 생리불순 등에도
   폭넓은 약효를 나타낸다.

91_ 잣

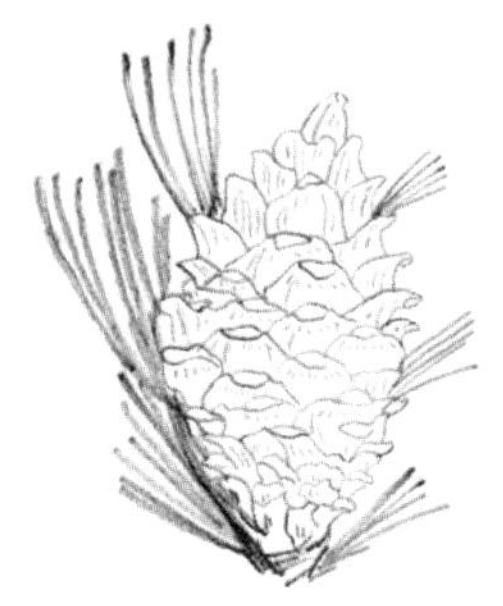

산복에 나는 상록침엽교목으로 잎은 침엽이며 5엽 속생한다. 5월경 개화하여 10월경에 성숙하며 전국에 분포한다.

잣나무 솔방울에 든 씨가 잣이다. 잣은 강장, 강정, 건뇌(健腦)에 효력이 많고 유지방과 조단백의 질이 좋고 양적으로도 많다.

잣을 계속 먹으면 내장이 튼튼해지고, 피부에 윤기가 나며 배설이 잘 된다. 뇌신경기능이 활성화되므로 두뇌 발달에도 좋다.

잣의 이용법 및 효능

잣 1근(600g)을 청주에 하룻밤 담가 두었다가 햇볕에 말려서 가루를 만들고, 백출 가루 반 근과 대추살 반 근, 생지황가루 반 근을 섞어서, 녹두대(綠豆大: 녹두알 크기)로 밀환(꿀을 섞어 환을 짓는 것)을 하여, 매 식전에 40알씩 장복을 하면 신경쇠약, 심장허약, 양기부족, 원기허약, 변비, 피부가 거친 데 등에 좋으며, 젊음을 유지할 수 있다.

92 _ 접시꽃

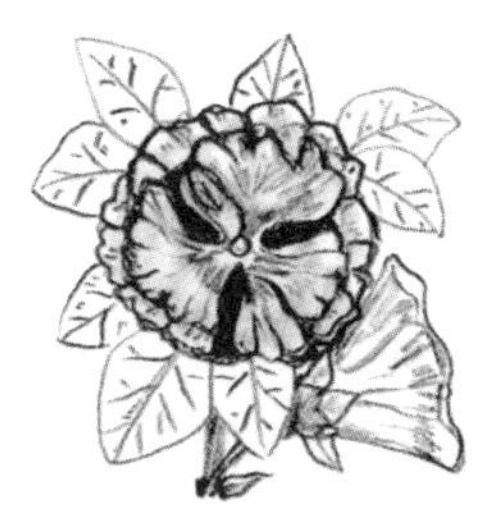

접시꽃(蜀葵花: 촉규화)은 우리 주변에 흔히 볼 수 있으나, 이것이 약으로 쓰이는지 아는 사람은 많지 않다.

접시꽃은 무궁화과에 속하는 여러해살이풀인데, 원산지는 중국이지만, 지금은 우리나라 각지에서 정원에 심어 가꾸고 있는 화초이다. 키는 2미터 이상 자라고 잎은 넓은 하트형으로 6~7갈래로 깊이 째지고 쭈글쭈글하다. 6월경에 크고 납작한 꽃이 핀다. 빛은 흰색과 자주색 등이 있고 겹꽃도 있다.

접시꽃은 잎을 따서 물에 헹구어 썰어서, 소금과 기름으로 무쳐서 먹기도 하고, 접시꽃탕이라고 잎을 넣어서 끓인 토장국으로 먹기도 한다.

이처럼 접시꽃은 우리가 먹으면 이로운 것이 여러 가지가 있는데 잎, 줄기, 뿌리가 다 유용하다.

접시꽃의 효능

『본초강목』에는 "뿌리와 줄기를 달여 먹으면 열을 없애 주고, 소변을 고르게 하며 농혈(膿血)을 없앤다."고 쓰여 있고 또한 "절상(切傷), 화상, 열독(熱毒)의 이질(異疾)을 다스린다."고 하며, "흰꽃은 백대하(白帶下)에 붉은꽃은 적대하(赤帶下)를 다스린다." 고 나와 있다.

그 밖에 『백병비방(百病秘方)』에서는 "급히 체했을 때에는 접시꽃 40g을 짓찧어, 사향 2g과 함께 진하게 달여 먹으면 내려간다."고 했고, "적백대하(赤白帶下)에는 접시꽃을 말려 빻아 공복에 8g씩 탁주에 타서 마시라."고 『부인양방(婦人良方)』에 나와 있다.

"종기가 곪았을 때에는 접시꽃 뿌리를 진하게 달여서 마시면, 고름이 빨리 빠지고 속히 아문다."고 『경험방(經驗方)』에 나와 있다.

93_ 정가

정가는 한방약명으로 형개(荊芥)라고 하여 발한(發汗), 구풍(가스를 배설시킴) 약으로 쓰이며, 산전(産前), 산후에도 쓰이는 중요한 약제이다. 꿀풀과에 속하는 한해살이풀로서, 약초로 밭에서 재배한다. 모가 난 줄기는 1미터 가량 자라며, 줄기와 잎에는 털이 나 있고, 잎은 깃 모양으로 마주 나는데, 다섯 갈래로 깊이 째져 있다. 여름철에 가지 위에 기다란 담홍백색의 입술꼴을 한 꽃이 이삭 모양으로 핀다. 특이한 방향이 있는데, 어린잎은 식용하고, 중국에서는 소채의 일종으로 재배하여 요리에 쓰고 있다.

『본초강목』에는, "정가는 밭에 심는데, 향기가 있어 먹기가 좋고 날로나 삶아서 먹으며, 차로 장복하면 머리가 좋아지고, 눈을 밝게 한다."고 쓰여 있다. 꽃, 이삭, 씨, 꽃줄기 등이 다 약으로 쓰인다.

한편 『본초비요』에는 다음과 같이 쓰여 있다.

"정가는 능히 땀을 내고 풍을 몰아 내며, 머리와 눈을 밝게 하고 목을 이롭게 한다. 상한(傷寒)으로 생긴 두통과 중풍으로 말을 못할 때와 구안와사(口眼喎斜) 등을 다스린다. 또 열을 없애고, 어혈을 소멸시키며 독을 푼다. 풍병과 혈병(血病: 혈행과 관계되는

병)에는 선약(仙藥)이다. 혈병을 다스리는 데에는 정가를 검게 볶
아서 쓴다.”

94_ 질경이

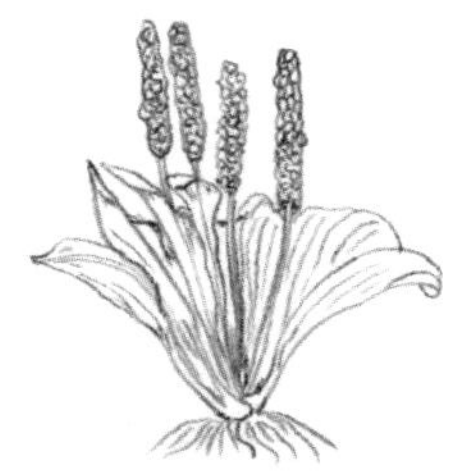

질경이(車前草: 차전초)는 질경이과에 속하는 여러해살이풀로서 밭과 길가에 자생하는데, 차가 지나가는 길가에서도 자란다고 하여 '차과로초(車過路草)'라는 이름으로 불렸다.

잎은 나물이나 쌈으로도 먹는데, 질경이는 지방에 따라 부르는 이름이 달라서 빼부장, 빼뿌쟁이, 백합조개, 길짱뀌, 차과로초, 차전초, 차전채 등 서로 다른 이름이 16가지나 된다.

효능과 이용법

『약용식물사전』에는 "한방에서는 질경이와 그 씨는 이뇨, 거담약으로 쓰이며 건위 강장제로도 가끔 놀랄만한 효과를 보이는 일이 있는데, 하루에 15g 가량을 달여 마신다."고 쓰여 있으며, 『약이 되는 식물』에는 "질경이는 지해제(止咳劑), 이뇨제로 응용하는 외에 설사, 관절통, 지혈, 눈의 충혈, 위병 등에도 효과가 있다. 기침에는 질경이와 앵속각(罌粟殼: 양귀비 열매의 껍질)을 각각 12g씩 물 3홉에 달여 하루에 4~5회로 분복하면 아무리 심한 기침도 반드시 낫는다."고 적혀 있고 또 "질경이만을 매일 달여 마시면 천식, 관절통, 위병, 부인병, 산후의 복통, 심장병, 신경쇠약, 두통,

뇌병, 축농증 등에 효과가 있다."고 나와 있다.

한편 『본초강목』에는 "질경이 씨는 기병(氣病: 근심, 걱정으로 생기는 병)을 주치한다. 소변을 잘 통하게 하고, 눈을 밝게 하며, 간(肝)의 풍열과 풍독을 다스린다. 잎과 뿌리는 토혈, 비혈, 요혈 (오줌에 피가 섞여 나오는 병)에 즙을 내어 마신다."고 쓰여 있다.

그리고 『본초비요』에는 "질경이는 토혈을 멎게 하고 임질을 다 스린다. 질경이 씨(차전자)는 폐와 간의 풍열을 없애고 소변을 통 하게 한다. 음(陰)을 강화하고 정(精)을 돕는다."고 나와 있다.

95_ 짚신나물

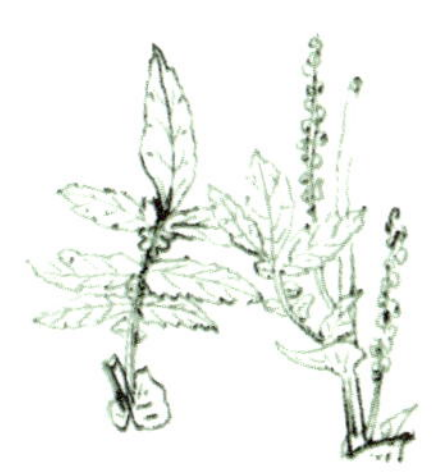

　　짚신나물(狼牙菜: 낭아채)은 장미과에 속하는 숙근초(宿根草: 뿌리에서 이듬해 다시 움이 돋는 식물)로서 산야에 자생하는데, 키는 1미터쯤, 잎은 크고 작은 여러 개이다. 꽃은 누른 것이 적게 피고, 열매에는 많은 가시털이 있어 다른 물건에 잘 달라 붙는다. 어린잎은 나물로 먹으며, 뿌리는 한방약에서 해독제로 쓰이는 아자(牙子)이다.

 ## 효능과 이용법

1. "줄기, 잎, 뿌리를 날로나 말려서 달여 마시면, 수렴제나 강장제로 복통, 설사 등을 다스려 주는 효험이 있다."고『약용식물사전』에 나와 있다.

2. "중국에서는 아메바 이질에 전초(全草)를 달여서 쓴다."고『약초의 지식』에 나와 있다.

3. "이 열매만을 삶아 먹어도 영양실조에 걸리지 않는다."고『약초의 지식』에 실려 있다.

※ 1회의 사용량은 25g을 물 5홉에 달여 반이 되게 하여 마시는 것으로 되어 있다.

96_ 차조기

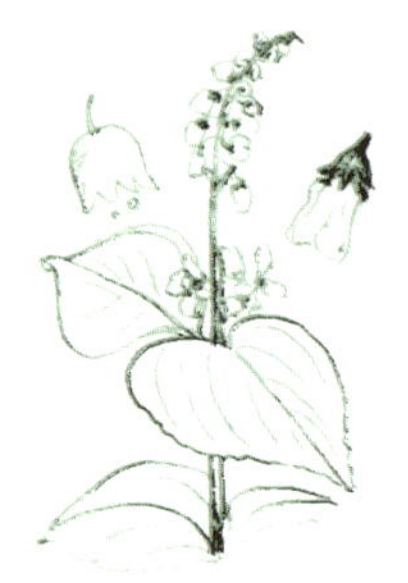

　도시에 사는 사람들은 차조기(紫蘇: 자소)가 무엇인지 잘 모른다. 초등학교 교과서에 차조기가 나오지만, 그게 무엇이었던가를 기억하고 있는 사람은 드물다. 옛날 노인들은 자소나 소엽(蘇葉)이라면 알아도, 우리말인 차조기라고 하면 생선의 조기를 떠올리는 사람도 있을 것이다.

　차조기는 꿀풀과에 속하는 한해살이풀로서, 봄철에 씨를 뿌려 재배하는 약초이지만 식용도 한다. 줄기는 네모나며, 털이 나 있고 잎은 꼭지가 길고 가장자리는 성긴 톱니 모양이다. 시골 밭둑이나 길섶 화단 가에 흔히 자생하는 것을 본다.

　잎은 소엽(蘇葉), 씨는 소자(蘇子)라 하여 한약재로 쓰인다.

　차조기잎에는 특유의 향기가 있어, 양배추 김치에 넣거나 고기 굽는 데 얹어 먹으면 한결 구미를 돋운다. 차조기 보숭이는 좋은 반찬이 되고, 차조기죽(소엽죽)은 보신에 좋다. 또 차조기씨(소자)로는 기름을 짜서 방부제로도 활용하고 제과 향료로도 쓴다.

차조기의 효능

1. 소엽을 말려 가루로 만들어 먹으면 혈액순환, 이뇨에 효과가

크다.

2. 소자는 한약재로서 흥분, 발한, 지해, 진정, 진통, 건위, 건뇌, 출혈, 거담, 제독, 치질, 천식 등에 널리 응용된다.

3. 기침이 날 때에는 소엽을 진하게 달여 마시면 낫는다.

4. 토사 곽란에는 소엽을 짓찧어 즙을 내어, 그 즙으로 찧은 생마늘을 먹으면 낫는다.

5. 만성 천식에는 차조기 꼬투리를 진하게 달여, 그 물에 달걀 흰자위를 타서 아침 저녁으로 마시면 낫는다.

차조기죽 만들기

차조기의 잎(蘇葉)이나 씨(蘇子)와 마인(麻仁: 삼씨)을 각각 75g씩 잘 찧어서, 물 5사발이 반이 되기까지 끓여 졸여서, 즙을 짠 것을 묽은 쌀죽에 섞어서, 매일 3차례 한 사발씩 먹으면, 해수와 천식이 치유되며 대소변이 원활해진다.

또 이것은 담을 제거하고 혈기를 조화시켜 주며, 위장을 도와주고 장위를 깨끗이 씻어 주므로, 온 가족이 1주일에 하루씩은 차조기죽을 먹으면 변비까지도 치료된다.

차조기의 약효

소엽과 소자의 약효는 같다. 즉, 한열(寒熱)을 발산하고 담을 제거하며, 천식을 멎게 하고 기력을 보강하며, 숨쉬기를 평안하게 해 주고, 대소변을 잘 통하게 해 주어, 건강을 유지시켜 준다.

97_ 참깨

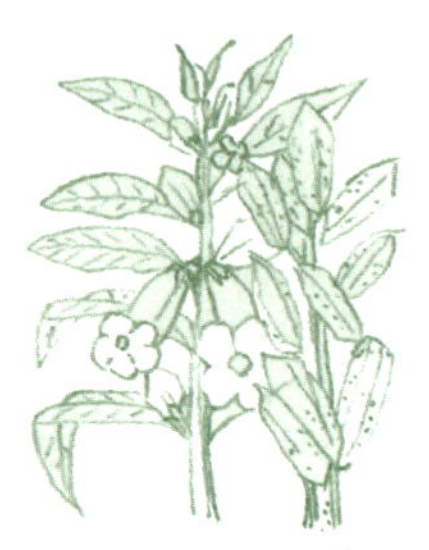

참깨에는 흰깨와 검은깨(黑荏子: 흑임자)가 있는데, 흑임자를 '시금자'라고 잘못 부르고 있다. 지방이 많이 함유되어 있어서, 주로 볶아서 떡과 유과(油果: 과상)의 고물로 또는 깨소금으로 그리고 기름을 짜서 음식의 맛을 내는 데에 이용하고 있다.

그런데 지금은 참깨로 짠 기름은 모두 참기름이라고 부르고 있지만, 예전에는 날참깨로 짠 기름이 함기름(眞油)이고, 볶아서 짠 기름은 향기름(香油)이라고 불렀다. 그리고 날참깨로 짠 참기름은 약으로 썼으며, 음식으로 먹을 것은 깨를 볶아서 기름을 짰기에 몹시 고소하고 맛이 좋다.

참깨에는 20%의 지방과 30%의 단백질이 들어 있어 우리들의 신체조직과 에너지원이 되고, 강장작용을 하고 조혈기능을 높여 줘서 빈혈예방은 물론 뇌신경대사도 활발하게 해 준다.

참깨는 겉껍질이 단단하고 낱알이 잘아서 먹을 때 잘 씹히지 않는 수가 많고, 그럴 때는 소화가 되지 않으므로 칼질을 해서 먹는 게 좋다.

특히 깨소금을 만들 때는 참깨와 소금은 볶아 갈아서, 밥이나 반찬에 쳐서 먹어야 한다. 평소에 참깨를 많이 먹으면 다음과 같

참깨의 효능

1. 깨소금은 만성위장염, 신경염, 고혈압에 좋다. 걸핏하면 불안, 초조해지고 가슴이 콩당거리는 사람은 엽차에 깨소금을 타서 마시면 기이하게도 기분이 안정된다.

2. 반찬에 참기름을 많이 이용하면 동맥경화, 변비, 치질을 예방할 수가 있다.

3. 따뜻한 밥에 깨소금을 듬뿍 쳐서 먹거나, 평소에 자주 깨죽을 쑤어 먹으면, 정혈이 되고 빈혈을 막아주며, 시력이 좋아지고 모유부족이 해소된다.

4. 엽차에 참기름을 1~2방울 떨어뜨려 마시면 야맹증이 해소된다.

5. 평소에 흑임자(검은깨)를 많이 먹고 있으면, 피부가 고와지고 백발이 예방된다.

6. 동물성지방(버터, 치즈, 돼지기름) 대신 참기름을 상용하면, 동맥경화를 방지하고, 노화를 막을 수가 있다.

7. 생강껍질은 참기름(날깨로 짠 기름)에 타서 고아, 고약처럼 만들어서 머리 밑에 문지르면 탈모가 방지된다.

8. 깨죽은 회복기의 환자에게 아주 좋은 식품이다.

9. "달걀 흰자위에 참기름(날참깨로 짠 기름)을 쳐서 개어 얼굴에 바르면, 버짐과 주근깨가 없어진다."고 『약물사전』에 나와 있다.

10. 현미밥에 깨소금을 듬뿍 쳐서 많이 씹어 먹으면, 위산과다증

이 치료되고, 장복을 하면 뇌의 활동이 좋아지며, 근육과 뼈가 튼튼해지고 월경이상이 해소된다고 한다.

11. "참기름은 오장을 보하고, 장 속의 열을 삭여 열병을 치료하며, 대장을 이롭게 한다."고 『본초강목』에 나와 있다.

12. 마약에 중독되었을 때는 참기름을 먹여 토하게 찬 다음, 식초를 먹이면 풀린다고 한다.

98_ 참외

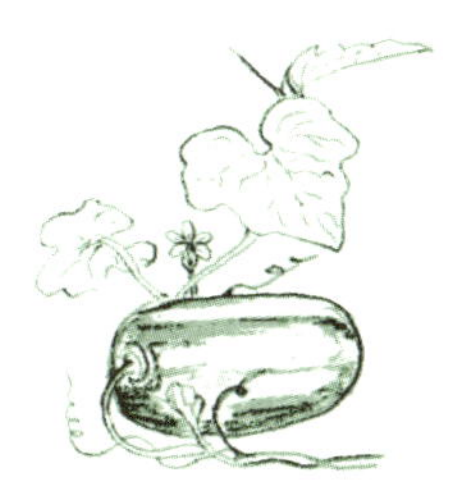

　참외(眞瓜: 진과)는 박과에 속하는 한해살이 덩굴식물로서, 우리나라 각지에서 재배되고 있는데, 열매는 단맛이 있고 독특한 방향이 있어, 옛날에는 여름 한철의 기호 식품이었으나, 지금은 하우스 재배로 일년 내내 시장에 나돌고 있는 청과류이다.

　참외에서 약용이 되는 부분은 주로 참외 꼭지이다. 『약용식물사전』에는 "한방에서는 참외 꼭지를 토제(吐劑)로서 이용한다. 식상(食傷), 곽란 등에는 하루에 2g씩 분말로 내복한다. 또 가래가 목에 걸려 잘 나오지 않을 때는 참외꼭지가루에 팥가루를 섞어서 물로 마시고, 토사하면 효과가 있다."고 쓰여 있으며, 『본초강목』에는 "참외는 갈증을 멎게 하고, 번열을 없애며, 소변을 잘 나오게 하고 입이나 코에 나는 부스럼을 다스린다. 그러나 너무 많이 먹으면 속을 해치며 손발이 무력해진다."고도 나와 있다.

　『본초비요』에는 "참외 꼭지는 토하게 하는 약이다. 오래된 체증도 능히 고칠 수 있다. 바람머리로 어지러운 데, 불면증과 전간(지랄병), 머리가 띵하고 눈이 침침한 데, 황달 등도 능히 다스린다. 이때에는 참외가 저절로 덩굴에서 떨어진 꼭지를 따서 말려, 밀기울에 볶아 쓴다."고 되어 있다.

99_ 창출엿

창출(蒼朮)이란 국화과에 속하는 '삽주'라는 풀의 결구되지 않은 뿌리의 한방 약재 이름인데, 그 뿌리가 결구된 것은 백출(白朮)이라고 한다. 이 또한 한방약재(발한, 제습, 건위)로 매우 중하게 쓰인다.

창출엿은 창출을 진하게 달여서 엿처럼 만든 것으로서, 진짜 이름은 창출고(蒼朮膏)이다. 건재약방에 가서 창출 3근을 사다가 큰 솥에 넣고, 물 한 말을 부어서 약한 불로 5~6시간 서서히 달인 다음, 창출은 다 건져 버리고 다시 엿(조청)이 될 때까지 달이면 된다.

이것을 하루에 3번 밥 먹기 30분 전에, 컵에 2숟가락을 떠 넣고, 뜨거운 물을 부어 풀어서 마신다. 맛이 쓰므로 먹기 힘든 사람은 꿀이나 설탕을 타서 먹어도 된다. 그러면 다음과 같은 효과를 기대할 수가 있다.

창출엿의 효능

1. 제습, 발한 작용이 강하다.
2. 건위(健胃), 안비(安脾) 작용이 있다.

3. 토사곽란에 두통과 복창(腹脹: 헛배가 부른 것)에 듣는다.

4. 근육을 강하게 해 준다.

5. 류머티스 관절염에 좋다.

※ 출혈성질환이 있는 사람에게는 쓰지 않는 게 좋다고 한다.

100_ 초결명

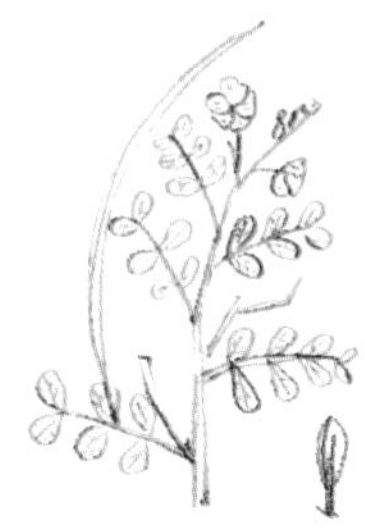

　눈병의 묘약인 초결명(草決明)은 두과(荳科: 콩과)에 속하는 한 해살이풀로서, 원산지는 북아메리카인데, 각지의 산야에 자생하며, 더러는 재배하기도 한다. 꽃이 진 뒤에 기다란 꼬투리가 열리는데, 속에 여러 개의 씨가 익으며, 이것을 결명자(決明子)라고 하여 약으로 또는 차(茶)로 쓴다.

　그런데 일반에서는 씨를 쓰는 것은 알고 있으나 잎이 식용이 되는 줄은 모르고 있다.

　초결명의 전초를 욕탕에 넣고 목욕을 하면, 혈액순환이 잘 되고 정신이 맑아지는데, 결명이란 말은 눈을 밝게 한다는 뜻이다.

　결명자는 이뇨, 소화불량, 위장병 등에 쓰이며, 베개 속에 넣어 베면 두통을 다스리고 눈이 밝아진다.

　초결명의 잎은 나물로 하여 먹으면 건강에 매우 이롭다.

101_ 치자떡

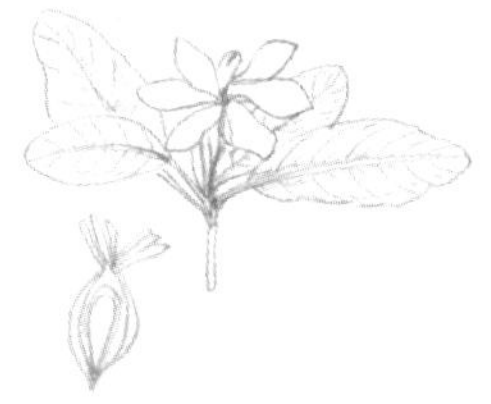

치자로 만든 떡을 말한다. 치자란 치자나무의 열매인데, 치자나무는 꼭두서니과에 속하는 상록 관목(늘푸른 잎이 넓은 나무)으로, 더운 지방의 야산에 자생하는 것이지만, 정원에 재배하기도 한다.

치자는 산에서 딴 것을 산치자라 하고, 집에서 재배한 것을 집치자라고 하는데, 효능에는 다를 바가 없다. 치자는 식용 염료로도 쓰이고, 옷감의 염료로도 쓰이며, 약으로도 쓰인다.

껍질을 벗긴 치자를 절구통에 넣고 찧어서, 밀가루나 메밀가루와 섞어 막걸리로 반죽을 한다. 치자떡이라니까 먹는 것으로 생각하기 쉬우나, 치자떡은 먹는 게 아니라, 타박상을 당한 데에 붙여서 부기를 빼고 통증을 완화시키려는 것이다.

1. 주독으로 장출혈(腸出血)을 일으켰을 때에는, 치자를 볶아 한 번에 4g씩 물에 타서 먹으면 된다.
2. 임질로 통증이 심할 때에는 치자가루와 활석가루를 각각 4g씩 파를 삶은 물로 먹는다.
3. 끓는 물에 데었을 때는 치자를 달걀흰자위에 개어서 붙인다.
4. 타박상처에는 치자떡을 붙인다.

102 _ 칡

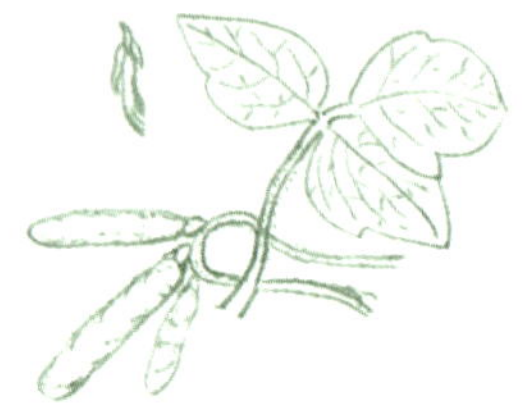

칡(葛: 갈)은 콩과에 속하는 여러해살이덩굴식물로서 산과 들에 자생한다. 줄기는 기다랗게 뻗어 땅에 기고, 나무에 감아 올라가며, 잎은 크고 달걀 모양을 한 것이 8월경에 나비 모양의 자주색 포도송이 같은 꽃을 피우고, 꼬투리가 열린다. 줄기는 질겨서 예전에는 밧줄로 이용하였으며, 줄기의 섬유는 껍질을 벗겨서 청올치를 만들어 노를 꼬아 쓰고, 갈포를 짜서 쓰는 등 이용 범위가 넓다.

또한 칡뿌리는 갈근(葛根)이라 하여 약으로 쓰고 있으며, 갈근에서 전분(葛粉: 갈분, 녹말)을 내어 식용하고 약으로도 쓰고 있는데, 더운 물에 갈분을 타서 마시면 초기 감기는 곧 낫는다. 갈분은 설사에도 효과가 있어 정장제로도 쓰인다.

민간요법에서는 위장약으로 쓰이고 있으며, 『약이 되는 식물』에는 "칡은 주로 뿌리를 약으로 쓰지만 꽃을 쓰는 때도 있다. 주로 발한, 해열제로 응용되며, 술독을 푸는 데에도 효과가 있다. 또한 갈근탕은 감기로 오한이 들고 팔 다리, 어깨, 근육이 뻐근할 때 잘 듣는다."고 쓰여 있다. 『본초강목』에는 "갈근은 풍독(風毒)과 두통을 다스리고, 땀을 내며 술독을 푼다. 갈근즙을 마시면 소갈과 위열이 다스려진다."고 나와 있고 또 『의학입문』에는 "갈분을 더

운 물에 풀고 꿀을 타서 마시면 주갈(酒渴: 술 중독)이 풀린다.”고
나와 있다.

그 밖에도 다음과 같은 효과가 있는 것으로 전해지고 있다.

갈근의 효능

1. 술 황달에는 칡즙(갈근즙)을 마시든가 갈근탕을 마시면 풀린다.
2. 미역에 체했을 때는 갈근탕을 진하게 달여 마신다.
3. 갈분과 설탕을 적당히 섞어 타서 마시면 모든 통증이 멎는다.
4. 칡즙을 마시면 신열이 내린다.
5. 칡즙을 장복하면 불면증이 없어진다.
6. 갈근에 생강을 넣어 달여서 마시면 주독(酒毒)이 풀린다.

103_ 토란

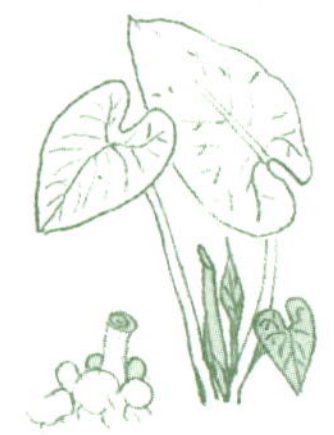

    토란(土卵)은 예전에는 뿌리는 아려서 못 먹는 걸로 알았고, 줄기를 주로 먹었는데, 지금은 날로 국을 끓여도 먹고 말려 두었다가 추석에 고깃국을 끓이는 데 넣어 먹기도 한다.

    근래에 와서 뿌리를 먹는 개량된 종류가 도입되어, 이제는 아리지 않은 토란을 마음 놓고 먹고 있다.

    토란의 미끈거리는 물질에는 소화 효소가 들어 있어서 이것이 체내로 들어가면 간장의 해독 작용을 돕는 성분을 만든다고 한다. 따라서 조리할 때에는 이 미끈거리는 물질을 씻어 버리지 않도록 한다. 또한 이 물질에는 노화 방지 작용을 하고 침샘 호르몬의 분비를 촉진시키는 물질도 함유되어 있으므로, 토란을 살 때에는 껍질을 벗겨 뽀얗게 물에 담가 둔 것을 사지 말고, 껍질에 흙이 묻어 있는 것을 사다가, 씻어서 요리해 먹는 것이 좋다. 그리고 토란은 해열 작용도 한다. 변비를 해소시켜 주고 치통이나 견비통, 타박상 등에도 효과가 있다. 단 종기가 나 있는 사람이 먹으면 잘 낫지 않는다고 하니 주의하길 바란다.

192

토란의 효능

1. 말린 줄기를 달여 먹으면 설사가 멎는다.
2. 줄기에서 나오는 즙을 벌레에 물린 데에 바르면 제독이 되고 진통이 된다.
3. 토란을 강판에 갈아 그 1/3쯤 되는 밀가루와 섞어 반죽을 한 다음 여기에 생강즙을 조금 넣어서 환부에 붙이고, 마르면 다시 갈아 붙이기를 반복하면 신경통, 견비통, 종기, 치통, 타박으로 멍든 데, 삔 데 등에 효과를 본다.

토란파스터

토란 껍질을 두껍게 벗기고, 알맹이를 강판에 갈아, 같은 양의 밀가루에 10%의 생강즙을 섞어서 반죽하여 헝겊이나 종이에 1.5cm 두께로 펴 두고 환부를 생강 달인 더운 물로 닦은 후에, 이 파스터를 붙여 두었다가 4~5시간 뒤에 떼고, 생강물로 다시 닦은 뒤에 또다시 파스터를 만들어 붙인다. 토란파스터가 가려운 사람은 감자를 대용해도 된다.

토란파스터를 거즈로 싸서 붙이면 뗄 때 편하다. 일체의 종기와 속이 아플 때, 삔 데, 류머티스, 신경통, 암, 치질, 화상 기타 모든 염증에 잘 듣는다.

104_ 토마토

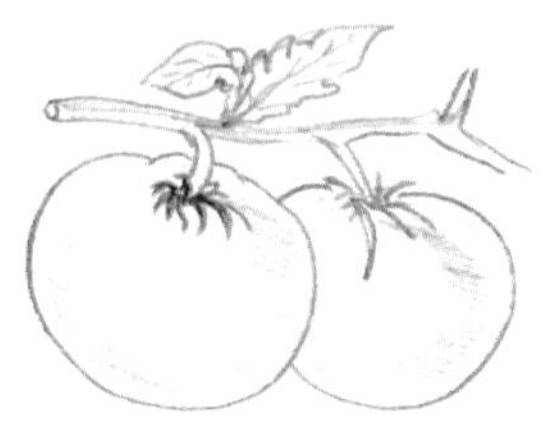

토마토(南蠻枾＝Tomato)는 가지과에 속하는 한해살이풀로서, 남아프리카의 서부 고원지대가 원산지인데, 우리가 지금처럼 흔하게 먹기 시작한 지는 불과 50년 정도밖에 안 된다.

지금은 방울토마토까지 나와서 흔하게 먹고 있지만, 토마토가 우리 건강에 얼마나 도움이 되는가를 알고 먹는 이는 그리 흔하지 않다. 원래 토마토는 여름에 나는 것이었으나, 지금은 하우스에서 연중 재배, 출하되고 있어 사철에 먹을 수가 있게 되었다.

주요 성분은 함수탄소인데, 당분은 주로 자당(蔗糖)과 과당(果糖) 및 포도당이고, 산미(酸味)는 사과산이 주종을 이루고 있으며 구연산과 주석산, 호박산도 아주 조금씩 들어 있다.

붉은색을 띤 카로틴에는 비타민 A의 작용이 있다. 또한 소량의 아미노산도 들어 있으며, 비타민은 비타민 A 이외에 B, C도 많이 들어 있다. 따라서 토마토는 날로 먹거나 즙을 내어 먹거나 익혀서 먹거나, 우리 건강에 아주 좋은 식품이라고 할 수 있다.

토마토의 효능

1. 날로 먹거나 즙을 내어 먹으면, 피를 맑게 하여 동맥경화나 간

장질환의 예방과 치료에 도움이 된다.

2. 소화를 도와주므로 강정, 강장의 효과가 있다.

3. 즙을 내어 얼굴에 바르면 피부가 고와지고, 날마다 토마토즙을 1컵씩 마시면 피부건강에도 아주 좋다.

5. 토마토는 혈압을 내려 주고 심장을 편하게 해 주며 신장을 좋게 하여 정력을 보강해 주고 당뇨를 치료해 준다. 또한 간장 기능을 강화시켜 주며 구강병을 치료하고 위산 부족을 보충해 주며, 신경통에도 효험이 있다.

6. 토마토 큰 것 1개에 양파 반 개, 미나리 반 단, 토란 1개에 물 3사발을 부어 끓여, 냉장고에 넣어 두고 날마다 차 마시듯이 장복을 하면, 동맥경화와 고혈압이 치료된다.

7. 매 식후에 토마토 주스를 1컵씩 장복하면, 심장쇠약, 불면증, 당뇨병에 효과를 본다.

8. 감기가 냉큼 떠나지 않고, 약을 써도 효과가 없을 때에는, 쇠고기 150g에 토마토 3개, 양파 3개를 썰어 넣고, 소금 간을 하여 국을 끓여 몇 차례 먹으면 효과를 본다.

9. 토마토즙으로 얼굴을 씻으면, 살결이 고와지고 아름다워진다. 토마토는 여자들의 미용식으로 아주 좋은 것이다.

   ※ 토마토는 위산과다나 위가 냉한 사람에게는 이롭지 않다.

   ※ 방울토마토도 같은 성분이므로 부지런히 먹어 둘 필요가 있다.

105_ 파

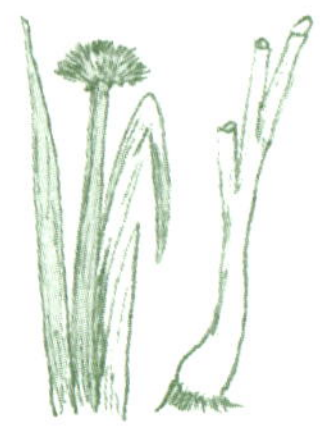

　　파는 백합과에 속하는 여러해살이풀로서 세계 각지에서 재배되고 있는데 겨울에는 자라지 않고 땅 윗부분이 말라서 휴면하는 여름파형(型)과 겨울에도 발육을 계속하는 겨울파형(型)이 있어, 지역에 따라 재배하는 종류를 달리하고 있다.

　　파는 몸을 데우는 작용을 하는 식물로서, 겨울에 이용되는 소채이지만 일년을 통하여 빠뜨릴 수 없는 귀한 식물이다.

효능 및 용법

　　『약용식물사전』에는 "감기에 걸리면, 파 뿌리나 파 줄기의 흰 부분을 잘게 썰어 열탕에 넣었다가 잠자기 전에 마시면 탁효가 있고, 신경쇠약증 환자는 날파를 된장에 찍어 평소에 먹고 있으면 효과를 보며, 기타 신경통, 대하증, 십이지장충, 고환염, 불면증, 류머티스, 회충구제 등에도 응용하면 효과가 있다. 그리고 파에는 신경을 자극하여 소화액의 분비를 촉진시키고, 기생충의 발생을 억제하며, 뇌의 건장제(健壯劑)로서도 탁효가 있다."고 기록되어 있다.

　　한편 『약용식물사전』에는 "기침이 심할 때는, 흰 파줄기를 잘게 썰어, 거즈에 싸서 코에 대고 숨을 쉬면 묘하게도 기침이 그친다.”
고 나와 있으며, 『본초강목』에는 “흰 파줄기는 중풍, 얼굴의 종기,
인후병을 다스린다. 눈을 밝게 하고, 오장을 통리하여 백약의 독을
풀고, 대소변을 통하게 하나, 너무 많이 먹으면 땀이 나와 허해진
다. 파 씨는 눈을 밝게 하고, 뱃속을 데우며 정력을 증진시킨다. 파
꽃으로는 비위의 병과 협심증을 고친다.”고 적혀 있으며, 『본초비
요』에는 “파와 꿀을 함께 먹으면 해롭다. 병자는 대추와 함께 먹
는 게 좋다.”고 기록되어 있으나 확실한 근거는 없다.

106_ 팥

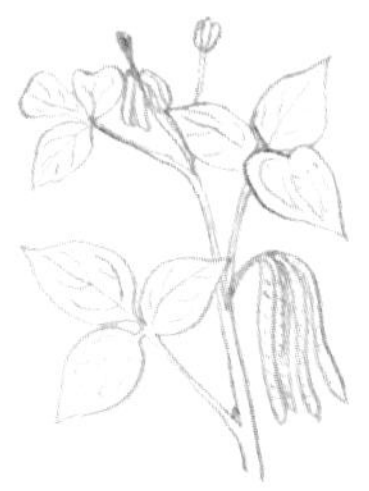

팥은 예로부터 이뇨, 해독작용이 많아 벌레에 물렸을 때나 서독증(鼠毒症)에 특효약으로 쓰여 왔다. 수종다리, 각기, 심장병 등으로 생긴 부기가 빠지게 하는 작용에도 좋다.

팥은 단단한 조직으로 되어 있는 껍질이 장의 운동을 촉진시켜 줌과 동시에 특수성분인 사포닌이 장을 자극해 변통을 좋게 해 준다.

팥을 즐겨 먹는데도 변비가 많은 사람은 흰설탕이 장의 조직을 이완시켜 연동을 약화시키기 때문일 가능성이 많다. 팥의 단맛을 내기 위해서는 변을 부드럽게 해 주고 팥의 완하작용을 도와주는 흑설탕이 좋다.

또, 팥에는 최유(催乳) 작용이 있으므로, 젖이 적은 산모는 팥을 많이 먹으면 젖이 잘 나오게 된다.

팥(小豆)은 이뇨제이므로 수종(水腫)을 가라앉혀 주고 염증과 농을 제거해 주며, 주독을 풀어 준다. 또한 비대한 사람이 먹으면 몸이 가벼워지고, 여윈 사람이 먹으면 몸이 단단해진다. 팥은 이뇨제이지만, 팥잎은 소변을 멎게 한다. 이 밖에 팥과 붕어, 도미, 계란을 함께 달여 먹으면 수종을 치료할 수가 있다.

설령 효험을 못 본다 하더라도 해는 없다.

107_ 평지

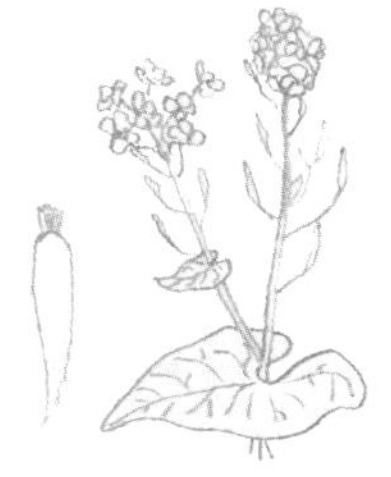

　유채(油菜), 유채꽃이라고 하면 잘 알지만, 평지라는 이름은 모르는 사람들이 대부분이다. 평지는 십자과에 속하는 두해살이풀로서 산야에서 자생한다. 키는 1미터쯤 자라고, 잎이 매우 크며 진한 녹색인데, 4월 상순에 맨 위 잔가지에서 십자꼴의 노란 잔꽃이 피는데 이것은 유채꽃으로 유명하다.

　특히 제주도의 유채꽃은 이름 나 있어서, 제주도 하면 유채꽃을 연상할 정도이다. 꽃이 진 뒤에는 열매가 맺히며, 이것이 익으면 꼬투리 속에서 씨가 튕겨 나온다. 꽃이 피기 전의 잎과 줄기는 나물로 먹으며, 기름에 튀겨서도 먹는다. 유채씨로는 기름을 짠다. 이것이 유채기름으로서 널리 이용된다.

평지의 효능

1. 한방에서는 유채를 운대(蕓薹)라고 하여 정혈제(淨血劑: 피를 맑게 함)로 쓴다. 『본초강목』에는 "젖멍울을 낫게 하고 어혈을 풀어 준다. 씨는 기름을 짜서 머리에 바르면, 머리털이 잘 자라고 검은 빛이 된다."고 쓰여 있으며, 『본초비요』에는 "평지는 나쁜 피를 흩어 버리고 종기를 낫게 한다. 젖멍울에 찧어 바르

고 씨와 잎을 같이 쓴다.”고 나와 있다.

2. 먹는 약으로 쓰는 것은 주로 평지의 씨이고, 즙을 내어 쓰는 것
   은 잎과 줄기이다. 씨를 빻아 가루를 먹으면 두통, 이질, 치루
   (痔漏), 뇌빈혈 등에 듣고 잎과 줄기를 짓찧어 붙이면 종기가
   낫는다.

108_ 표고버섯

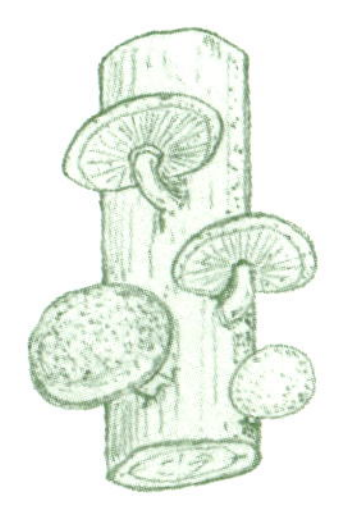

　표고는 옛날부터 불로장수(不老長壽)하는 좋은 식품으로 진중(珍重)되어 왔으며, 그 고상한 풍미는 우리들의 식생활을 풍요롭게 해 주고 있다.

　중국에서는 거의 대부분의 요리에 쓰고 있어, 글자 그대로 '약식동원(藥食同源 : 약과 식품은 그 근원이 같다)'을 입증하고 있는 것이다. 최근에는 제암(制癌)작용도 인정되어 새롭게 각광을 받고 있으나, 아직 모르는 면도 적지 않은 듯하다.

　표고버섯 특유의 성분은 비타민 B_{12}와 비타민 D_2이다. 비타민 B_{12}는 조혈작용에는 불가결한 것이고, 비타민 D_2는 뼈를 만드는 데 필요한 성분이므로, 이것을 먹으면 빈혈과 구루병 예방에도 도움이 된다.

　표고버섯의 갈색을 띤 부분은 멜라닌 색소로서, 내분비작용을 활발하게 해 주지만, 과식을 하면 소화가 잘 안 되어 위장에 부담을 준다.

　표고버섯의 홀씨에 들어 있는 성분이 바이러스성 염증을 억제하여 감기, 특히 유행성감기의 바이러스에 대하여 강한 작용을 하는 데서, 표고버섯을 다루는 사람은 감기에 안 걸린다고까지 일컬어지고 있다.

함유되어 있는 아미노산이 특히 혈액 성분의 대사에 효과적으로 작용하므로, 남는 콜레스테롤을 체외로 배설하는 작용이 커서, 평소에 표고버섯을 식용하고 있으면 고혈압, 동맥경화의 예방과 치료에 도움이 된다.

표고버섯은 갓 표면에 윤기가 나고, 살이 두껍고 안쪽 주름이 찌그러지지 않은 것이 좋은 것이다. 이 신선한 것을 석쇠에 구워서 뜨거울 때 광귤이나 오렌지즙에 찍어 먹는 맛은 정말로 일품이다.

표고버섯의 효과와 효능

표고버섯을 평소에 먹으면 다음과 같은 효과를 볼 수 있다.
1. 비만과 당뇨병에 좋다.
2. 동맥경화나 고혈압에도 좋다.
3. 뇌와 신경의 작용을 정상화시켜 치매에 걸릴 염려가 없다.
4. 살결이 고와진다.
5. 간을 튼튼하게 만들어 준다.

109_ 하국

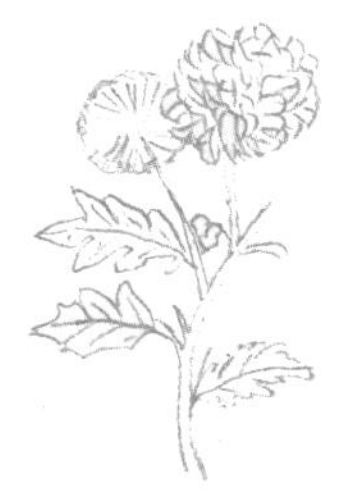

하국(夏菊)은 국화과에 속하는 여러해살이풀로서, 전국 각지의 산야, 개울 가, 골짜기에 널리 자생하고 있으며, 금불초(金佛草)라고도 불린다. 이름은 비록 모를지언정 이 꽃을 못 본 사람이 없을 만큼 습지에 많이 나 있는 식물이다.

잎은 타원형으로 연한 털이 나 있고, 가장자리가 톱니처럼 되어 있는데, 여름에 국화 비슷한 누런 꽃이 피기 때문에 여름 국화, 즉 하국이란 이름으로 불린다.

하국의 어린잎은 데쳐서 나물로 먹을 수 있는데, 일본사람들은 흔히 떡에도 넣어 먹는다. 한방에서는 선복화(旋覆花)라는 이름으로 건위, 거담, 이뇨제로 쓴다.

하국의 효능

1. 줄기와 잎을 짓찧어 칼에 베이거나 찢어진 데 붙이면, 기가 막히게 잘 낫는다.

2. 꽃을 말려서 달여 마시면 거담(去痰), 상한(傷寒), 절상(折傷), 설사약으로서 효과가 대단히 좋다. 『본초강목』에는 "꽃은 담이 많은 것을 없애고 복수(腹水)를 내린다. 위를 열어 주고 구역질

을 멎게 하며, 소변을 고르게 하고 눈을 밝게 한다.”고 쓰여 있
다.
『본초비요』에는 “꽃은 혈맥을 통해 주고 담을 없애 준다. 대장
(大腸)의 병과 머리 및 눈 아픔을 치료한다. 그러나 대장이 냉
하고 허한 사람은 쓰지 말라.”고 쓰여 있다.

110_ 현미

현미(玄米)란 벼의 겉껍질만을 벗긴 쌀이다. 현미에는 씨눈이 붙어 있을 뿐만 아니라, 쌀겨가 그냥 남아 있어서 백미(흰쌀)에 비하면 현미는 지방, 비타민, 미네랄류가 몇 배나 더 많고, 그 밖에도 유효 성분이 훨씬 많아, 훌륭하게 균형이 잡힌 완전식품이라고 할 수 있다.

특히 현미가 좋은 것은 씨눈(배아)이 붙어 있기 때문이다. 씨눈은 씨 뿌렸을 때에 싹이 돋아 자라는 부분으로, 여기에는 갖가지 성분의 영양분이 가득 들어 있다. 이에 비해서 흰쌀은 씨눈은 물론, 쌀겨까지가 깎여 나간 그냥 전분일 뿐이다.

현미가 소화가 잘 안 된다는 것은 그릇된 생각이고, 충분히 씹기만 하면 구수한 맛까지 나고, 계속 먹어서 길이 들면 흰쌀밥보다 훨씬 맛이 좋다는 것을 알게 된다.

많이 씹기 때문에 위장의 기능이 장해 받는 일이 없고, 오래 먹으면 피가 맑아지므로 뇌의 작용도 높아진다. 현미밥을 계속 먹으면 내장의 기능이 한층 더 활발해져서 암까지도 치유된다. 그렇다면 현미밥을 어떻게 짓는 것이 좋을까?

현미에 팥, 율무쌀, 검정콩 등을 섞어서 밥을 지으면 효과가 더

욱 증가된다. 한 사람의 분량은 현미가 150～170g(약 반 컵 정도)
이고 물은 현미의 1.2배가 필요하다.

현미밥 만드는 방법

1. 현미를 씻어 물기를 빼 둔다.
2. 압력밥솥에 넣고 1.2배의 물과 약간의 소금(천일염)을 넣는다.
3. 뚜껑을 닫고 센 불에 올려놓는다.
4. 끓거든 불을 낮추고 그대로 20～40분 둔다.
5. 불을 끄고 그냥 5분간 둔다.
6. 뚜껑의 추를 돌려 김을 뺀다.
7. 다시 15～20분간 뜸을 들인다.
8. 깨소금을 듬뿍 뿌려 먹으면 맛이 기가 막히게 좋다.

현미밥의 효능

1. 현미밥은 흰쌀밥에 비해 섬유질이 3배나 되고, 비타민류도 작용하여 장의 기능을 강화해 준다. 또 변비를 없애 주어 살결이 고와진다.
2. 동맥경화, 고혈압을 막아준다. 심장기능이 강화되므로, 순환기 계통의 질병이 예방되고 당뇨병, 위궤양, 불임증, 피부병 등이 치유된다.
3. 혈액이 정화되고 신진대사가 촉진되므로 성선(性腺) 기능이 증강되어 강장, 강정의 효과가 나타난다.
4. 흰쌀밥처럼 많이 먹지 못하므로, 과식할 염려가 없어 장 내의 이상발효나 내분비 이상이 생길 염려가 없다.

5. 내분비의 균형이 잡혀서 신경과민증도 치유되고, 소화기의 작
   용도 좋아져서 체력이 증가된다.
6. 조혈 작용이 왕성해져서 빈혈이 없어진다.
7. 뇌 세포의 작용이 활발해져서 머리가 좋아진다.
8. 체 내에 쌓인 공해 물질을 배출하고 발암을 방지한다.

111_ 호두

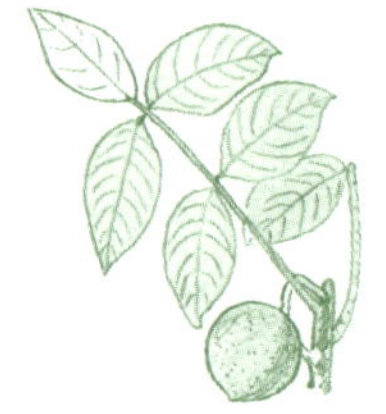

　호두(胡桃)에는 인체에 흡수되기 쉬운 지방이 많이 들어 있고, 질 좋은 단백질도 많이 들어 있으므로, 환자의 회복기 식품으로 알맞게 먹으면 회복이 빨라진다.

　호두에 들어 있는 조단백(粗蛋白)은 동물성 단백질과는 달리, 내장과 근육을 강화시켜 주고 스태미나를 길러 준다. 그리고 세포의 방수성(防水性)을 높여 세포에 불필요한 수분을 내치므로, 공해 물질이 세포에 침체되기 어렵게 된다.

　비타민 B1과 E도 많은데 비타민 E는 체조직(體組織)의 활동을 활발하게 해 준다. 머리털이 빠지거나 희어질 때, 호두를 먹으면 윤이 나 검은 머리로 변하고, 나아가 건뇌 효과도 나타난다.

　호두를 깔 때는 프라이팬에 담고 볶으면, 이음매가 약간 벌어지므로, 그 틈새에 칼끝을 넣어 벌리면 쉬이 갈라진다.

　호두를 먹어서 이로운 점을 들면 다음과 같다.

1. 호두의 지방과 단백질은 소화 흡수가 잘 되므로, 기초 체력증강에 크게 도움이 된다. 질병의 회복기에 꾸준히 먹으면 빨리 건강이 회복된다.

2. 식사량을 줄이고 호두를 먹으면 근육이 단단해진다. 내장기능도 활발해져서 스태미나가 붙는다. 속껍질째로 공복에 먹으면 정력이 증강된다.

3. 변비가 낫고 신경이 안정되어 잠을 잘 자게 된다.

4. 살결이 고와지고 노화가 방지된다.

5. 두뇌의 작용이 활발해진다.

6. 동맥경화, 고혈압, 심장병이 치유된다.

※ 이와 같은 효과가 있는 호두이지만, 자기의 필요량을 충족시킬 정도를 먹어야지, 언제 어느 때 몇 그램을 먹으라고 가르쳐 주고 있는 책은 없으니, 각자가 자기 체질과 병증을 알아서 적당량을 먹는 게 무엇보다도 중요한 일이라 하겠다.

호두차 만드는 법

속껍질을 벗긴 호도를 짓찧고, 꿀로 반죽을 하여 항아리에 담아 밀봉을 하여, 볕이 들지 않는 곳에 보관해 두고 6개월 이상 지난 뒤부터 한 번에 한 숟가락씩 끓인 물에 타서 하루에 3~5차례 먹으면, 폐의 활동을 윤활하게 해 주고, 장을 강화시켜 주며, 신장을 튼튼하게 하여 양기를 돕고 강정, 보뇌의 자양 효과가 나타난다.

112_ 호박

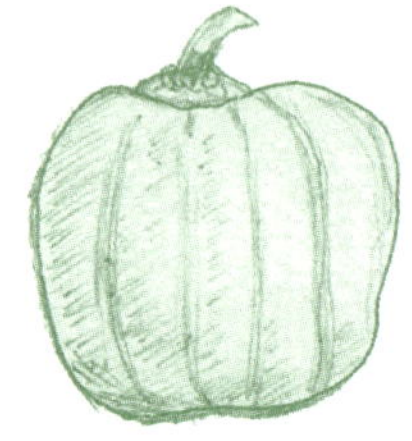

호박(南瓜: 남과)은 순과 잎, 열매가 모두 식용이 되며, 어린 호박은 애호박이라 하여 쓰임새가 많고, 익어 잘 여문 것은 청동호박 또는 늙은 호박이라 부르고 각기 쓰임새가 다르다.

우리의 고유한 호박 음식으로는 호박고지, 호박김치, 호박떡, 호박무름, 호박범벅, 호박순지짐이, 호박잎쌈, 호박전, 호박죽, 호박지짐이, 호박찜 등이 있다.

호박의 주성분은 탄수화물로서 전분, 당질, 렉스트린, 펜토산, 갈락탄 등이며, 황색색소는 주로 카로틴이고, 비타민 C도 들어 있다.

의학이 지금처럼 발달되지 못하고 생활이 어려웠던 때는 호박을 질병치료에 많이 사용했었다.

회충이나 조충을 구제하기 위해서는 호박을 썰어 말려 가루로 하여 먹든가, 삶거나 구워서 먹었고, 백일해에는 호박꼭지나 씨를 달여서 먹었다. 부인들의 자궁질환에는 호박을 태워, 재를 물에 타서 먹었고, 씨를 달여 마시기도 했다. 이것은 목이 아플 때나 감기에 걸렸을 때에도 효험이 있다.

젖이 안 나올 때는 호박씨를 볶아서 먹었고, 달여서도 마셨다.

호박을 삶아 먹으면 불면증이 낫는다고 했으며, 호박을 많이 먹으면 중풍이 예방된다고도 했다.

호박씨는 구충제로 유명한데, 껍질을 벗기고 말려 빻아서 가루로 만들어, 하루에 30～50g을 먹는다고 했다. 건성 늑막염, 늑간신경통에는 삶아 찧어서 종이에 발라 환부에 붙이면 되고 또 산후부종(몸이 붓는 것)에는 호박씨를 볶아 달여 마셨는데, 이는 당뇨병에도 효과가 있다고 한다.

한방에서는 호박씨를 남과인(南瓜仁)이라고 하는데, 볶아서 구충약으로 쓰고 있다.

호박의 효능

1. 가을철에 호박 속을 파내고 보리엿을 채워 동지까지 두었다가, 꺼내어 날마다 조금씩 먹으면 천식이 낫는다.
2. 동상(살이 얼어 벌겋게 부은 데)에는 날호박을 썰어서 환부에 문지르면 낫는다.
3. 호박 꼭지를 소금물에 하루 담가 두었다가 건져서 말려 두고, 어금니가 아플 때 조금씩 삶아 이 사이에 끼워 두면 통증이 멎는다.
4. 근이 박힌 종기에는 호박꽃을 찧어 붙이면, 근이 빠지고 낫는다고 했다.

생활 속의 건강 지혜

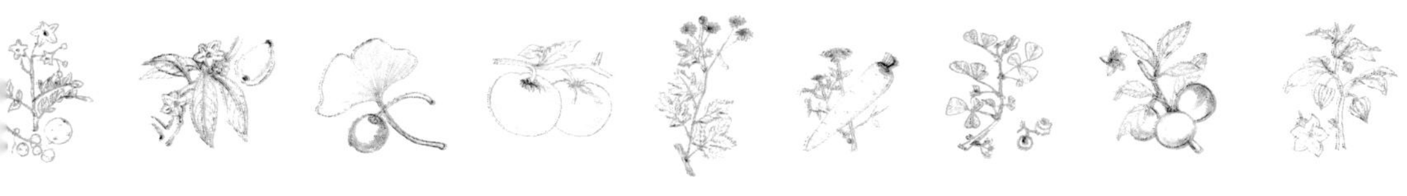

1 난유(달걀기름) 만드는 법과 그 효능

달걀 노른자 20개를 프라이팬에 넣고, 중간 불에 나무 주걱으로 쉬지 않고 저어 가면서 볶는다.

계속 젓고 있는 동안에, 노른자가 익어서 카스텔라를 찢어 놓은 것같이 되었다가 차차 검게 볶아진다. 그렇게 되면 불을 좀 세게 한다. 그러면 카스텔라가 부서져서 톱밥처럼 되고, 이제까지는 뽀송뽀송하던 것이 눅눅해지고 연기가 나기 시작한다. 그리고 연기가 자욱하게 되면서, 이때에 기름이 나오기 시작한다.

기름이 나오는 것은 한 순간이므로, 이때를 놓치지 말고 주걱으로 꾹 누르면서, 기름을 컵에 따라 넣는다. 이것이 달걀기름(卵油)이다.

연기가 나기 시작한 뒤에 컵을 찾는다든지, 꾸물거리다가 보면, 프라이팬이 데워져 있으므로 기름이 곧 말라 버리니까 빨리 행동해야 한다.

요령은 쉬지 말고 정성을 들여 휘저을 것과, 달걀을 한꺼번에 많이 써야 한다는 것, 그리고 기름이 나오거든 빨리 컵에 따라 넣을 것, 이 3가지이다.

달걀 20개로도 요구르트병에 반 정도밖에 달걀기름이 나오지 않는다. 하지만 이것으로도 1년은 쓸 수 있으며, 만드는 데에 걸리는 시간은 30분 정도이다.

달걀기름은 병에 담아 밀봉을 해 두고 쓴다. 이것은 심장병에 특효약이고, 빈혈, 신장, 간장, 저혈압, 허약체질에 아주 좋다.

　1회 복용량은 아이들의 경우 2~3방울이고, 어른은 5방울이면
족하다.

 대보환의 효능과 만드는 법

　얼굴에 핏기가 없고 기운이 없으며, 양기가 부족하고 조루가 심
하여, 성생활이 만족치 못하면, 여성인 경우에는 적대하가 있는 등
전체적으로 몸이 허약하다고 느껴지는 증세에는 대보환(大補丸)
이 좋다. 그 만드는 방법은 다음과 같다.

1. 감인 1.2kg, 율무쌀 1.2kg, 땅콩 600g, 대추씨 말린 것600g을
　　함께 4시간 정도 찐 후, 땅콩을 먼저 찧고 나머지는 함께 찧어
　　말린 다음 제분하고 오자대(梧子大)로 밀환(꿀로 반죽하여 환
　　을 만드는 것)하여, 매 식전이나 식후에 20~30알씩 장복하면
　　효험이 크다.
　　　변비가 있는 사람은 여기에 검은깨 600g을 첨가하여 찧어 같
　　이 섞어서 환으로 만들어 먹으면 더욱 좋다.
2. 찹쌀 1되를 하룻밤 물에 담가두었다가 건져 내어, 약한 불로 볶
　　아 노랗게 되거든 산액 24g을 넣어 함께 제분해 두고, 매일 식
　　전, 식후, 식간에 2순가락씩 끓일 물로 복용하면 좋다. 이때에
　　후춧가루를 조금 넣어 마시면 더욱 좋다.

③ 대추차

✛ 대추차(木蜜茶: 목밀차) 만드는 법

1. 굵은 대추 1말을 씨를 빼고 물 2말로 푹 삶는다.
2. 잘 풀어진 대추 즙을 짜 낸다.
3. 즙을 짜고 난 후, 남은 건더기에 물을 조금 부어서 치댄 후, 다시 처음처럼 즙을 짜 낸다.
4. 처음 짜 낸 즙과 두 번째 짜 낸 즙을 섞어서 함께 걸쭉해질 때까지 끓인다.
5. 이 죽을 매끈한 나무판자에 얇게 발라 햇볕에 말린 다음, 긁어 내어 가루를 보관해 두고, 수시로 한 숟가락씩 끓인 설탕물에 타 먹으면, 맛 좋은 대추차가 된다. 대추차는 건위보양제(建胃補陽劑)이다.

④ 돼지족탕

돼지족탕(猪足湯: 저족탕)은 말 그대로 돼지의 발을 푹 곤 것을 일컫는다. 이것은 산모의 젖을 나오게 하는 것으로 유명하다. 흔히 젖이 부족한 산모는 이것으로 좋은 효험을 얻고 있다.

혼히 돼지족발을 고아 먹는다고들 하지만 실은 돼지족발보다는 돼지의 발톱이 유즙분비(乳汁分泌)를 촉진시켜 주는 것으로 밝혀져 있다. 될 수 있는 대로 크고 살찐 돼지의 족발을 구해다가, 발톱까지 깨끗이 씻은 다음, 솥에 넣고 물을 부어 푹 삶는다.

국물이 뽀얗게 되도록 진하게 달여 국물을 마셔도 좋지만, 쌀을 넣어 죽을 쑤어 먹으면 더욱 좋은 효과를 얻을 수 있다.

먹는 방법은 하루에 3~4회, 식성에 맞게 소금을 쳐서 적당히 먹으면 되는 것이다. 비대한 돼지의 족발일수록 지방이 많아 먹기가 거북하므로 적당히 양념을 해서 먹는다. 그러면 다음과 같은 효험을 기대할 수 있다.

1. 젖이 잘 나온다.

2. 몸보신이 된다.

3. 육중한 돼지의 몸을 지탱하던 족발이므로, 그것을 고아 먹음으로써 심리적으로 큰 힘을 얻었다는 위약효과(偽藥效果)도 있다.

5 두부파스타(파스) 만드는 법과 그 효능

두부의 물기를 짜고 잘 으깬다. 여기에 두부 분량의 약 10~20%의 생강 간 것을 섞어 밀가루로 반죽을 하고 한지(조선종이)나 거즈에 2cm 두께로 펴서 밖으로 새지 않게 잘 싼 다음, 열이 있는 데에 대어 두면, 얼음찜질보다 열이 더 잘 내린다.

급성 폐렴도 이틀쯤이면 열이 가시고 예후가 좋아 치유도 빨리
된다.

6 들풀차로 쓸 수 있는 풀들

커피나 홍차, 코코아 등을 차로 마시는 대신 손쉽게 구할 수 있
는 들풀을 차로 이용하면, 의외로 효과를 얻을 수 있으며, 건강과
미용에도 좋은 효과를 거둘 수가 있다. 마실 때는 꿀이나 흑설탕
을 타서 마시기 좋게 한다.

1. 삼백초 - 잎은 고구마 잎처럼 생긴 것이 냄새는 좋지 않으나
   여드름, 변비, 당뇨병, 축농증 등에 효과가 있다.
2. 결명자 - 그냥 달여 마시기도 하고 볶아서 달여 마시기도 한다.
   변비, 고혈압, 구내염(口內炎) 그리고 건위·정장에 유효하다.
3. 인진쑥 - 위산과다, 치질, 냉증, 신경통 등에 유효하다.
4. 차전자(질경이) - 감기, 위장병, 목이 쉰 데, 심장병 등에 유효하다.
5. 개사철쑥 - 황달, 간장 질환에 유효하다.
6. 구기자 - 변비, 폐결핵, 위장 허약, 정력감퇴 등에 유효하다.
7. 감초 - 위장병, 히스테리, 식중독, 구내염 등에 유효하다.
8. 소엽(蘇葉: 차조기 잎) - 신경과민증, 위장병, 동맥경화증 등에

유효하다.

9. 진범(오독도기) - 신장병, 당뇨병, 선병질 등에 유효하다.

7 무병장수하는 비법

탈 없이 병 없이 편안하게 살다가 죽기를 누구나 다 소망하지만, 실제로 그것은 그리 쉬운 일이 아니다.

이론적으로는 간단하지만 실천하기가 어렵다. 몰라서 못하는 게 아니라, 다들 잘 알고 있으면서도 지속적으로 실천하기가 어려운 탓이다.

'음식은 잘 씹어서 적게 먹어야 한다'라든지 '규칙적인 생활을 해야 한다'라든지 '몸은 항상 깨끗하게 해야 된다', 또는 '항상 무리하지 말고 마음은 편하게 가져야 한다'…… 등등.

그러기 위해서는 적거나, 많거나, 작거나, 크거나 모든 욕심 다 버리고 '자연의 섭리에 따르면 된다'는 이치야 누군들 모르겠는가. 그러나 실제에 있어서는 그렇지 못한 것이 현실이다. 이 상식에 불과한 이치를 실천만 하면, 무병장수는 따 놓은 당상인데도 말이다.

아는 것을 알고 있는 데서 그치지 말고, 지금 당장 이 시각부터라도 실천에 옮겨 보시라.

* 호두를 매 식간마다 먹되 처음에는 1개씩 먹어서 하루에 3개로 시작하는데, 5일마다 1개씩을 늘려서 합이 하루에 9개가 되면

그 다음부터는 다시 3개로 돌아가기를 반복하는 것이다.

즉, 3개 때는 식간마다 1개씩을, 4개 때에는 아침과 점심 사이에 2개를, 5개 때는 조석으로 2개를, 7개 때는 아침에 3개를, 8개 때에는 조석으로 3개씩을 먹으면 된다. 이와 같이 계속하면 머리가 맑아지고 위장이 튼튼해지며, 피부에 윤기가 나고 머리털이 까맣게 되고 혈색이 좋아져서 겉보기로도 매우 건강해진다.

⬦ 호두 먹는 법(매 식간에 먹는다)

	아침	(식간)	점심	(식간)	저녁	(중간)	취침
제1일	3개	1개		1개		1개	
제2일	4개	2개		1개		1개	
제3일	5개	2개		1개		2개	
제4일	6개	2개		2개		2개	
제5일	7개	3개		2개		2개	
제6일	8개	3개		2개		3개	
제7일	9개	3개		3개		3개	
(다시 시작 3개)							

8 백비탕

일반적으로 백비탕(白沸湯)이라 함은 '맹탕으로 끓인 물'을 일컫지만 지방에 따라서는 '파를 끓인 국물'을 가리키는 데도 있고 또한 제주도에서는 '파뿌리와 콩나물을 넣고 쌀죽을 끓인 것'을 뜻하기도 한다.

제주도 사투리로는 '뻥이마농죽'이라 하며 발한(發汗), 해열의 효과가 있어 감기가 걸렸을 때에 식사를 겸하여 이용해 오고 있는데 그 만드는 법은 다음과 같다.

✥ 백비탕 끓이는 법과 먹는 법

1. 적당한 분량의 콩나물을 프라이팬에 참기름을 두르고 기름이 콩나물에 스며들 정도로 볶아서 솥에 옮겨 놓고, 쌀과 물을 부어 끓인다. 죽이 다 되었다 싶으면, 파의 흰 부분을 적당한 길이로 잘라 넣고 반쯤 익었을 때에 퍼서 먹는다.
2. 이 죽은 뜨거울 때 먹는 게 좋다. 이 죽을 먹고는 반드시 땀을 내어야 효과가 있기 때문이다. 백비탕을 먹고도 땀이 나지 않으면 효험은 기대할 수가 없다고 한다. 먹는 분량은 조금씩 하루에 3~4번 먹는 게 좋다. 과식하는 것은 언제나 좋지 않다.
3. 감기 초기의 오한, 두통, 근육통, 발한, 해열의 작용을 한다.

9 보약 시리즈 1

✥ 부상지보단(扶桑至寶丹)의 제법과 효능

음력 4월에 따서 말린 뽕잎 1.8kg에 막걸리를 끼얹어서 9번 찌고 9번 말린 백하수오와 적하수오 각각 1.5kg과 살짝 볶은 검정콩 600g을 섞어 빻아, 노두대(綠豆大)로 밀환(蜜丸)을 해 두고 매식 후(每食後)에 80알씩 따뜻한 물로 먹으면 모든 병을 예방할 수 있는 건강한 몸을 유지할 수가 있다.

10 보약 시리즈 2

✢ 사신죽(四神粥)의 제법과 효능

1. 재료와 제법 : 율무쌀, 감인(가시연밥), 백복령가루, 산약(참마를 껍질을 벗겨 쪄 말려 제분한 것)가루 이 4가지를 같은 분량으로 죽을 쑨다.

2. 사신죽의 효능 : 암의 발생을 예방하고 암치료에도 도움이 된다. 위를 순화하고 장을 강화하며 보양을 하고 조루를 치료하며, 여성의 적·백대하를 치유한다. 장복하면 혈기를 순화시키고 몸이 가벼워지며 건강해진다.

11 보약 시리즈 3

✢ 양신죽(養神粥), 양위환(養胃丸) 등의 제법과 효능

양신죽 : 연밥의 껍질과 내심(연밥을 쪼개면 속에 파란 심이 있다.)을 버리고 가루가 안 될 정도로 찧어서, 쌀과 함께 죽을 쑤어 먹으면, 기혈을 돕고 몸이 가벼워지며 튼튼해진다.

양위환 : 껍질과 내심을 제거한 연밥 1.8kg을 6시간 쪄서 말려, 빻아서 가루를 만들어 녹두대로 밀환을 하여, 매 조석(每朝夕)으로 식전에 온수로 40알씩 복용하면, 설사가 멎고 위장이 강화되어 건강에 좋다.

연실분: 껍질을 벗긴 연실을 빻아 가루를 만들어 두고, 매 식후

에 큰 숟가락으로 하나씩 설탕물로 복용하면 빈혈에 좋고, 체력 증강에 도움이 된다. 식전 공복 때와 취침 전에 한 번씩 더 먹으면 더욱 효과적이다.

연잎·연실·연근: 연실과 연근은 물론 좋은 건강식품이지만, 연잎도 좋은 식품이다. 연밥과 연근 그리고 연잎을 자주 먹으면, 백병이 예방되고 혈색이 좋아지며, 백발을 막아 주고 머리털에 윤기가 난다고 한다.

12 보약 시리즈 4

✿ 오마환(烏麻丸)의 제법과 효능

1. 제법 : 음력 4월에 뽕잎을 따다가 씻어 말려서, 빻아 가루를 만든다. 이 가루 600g에 검은깨 150g, 벌꿀 600g이 재료의 비율이다. 먼저 깨를 찧고 물 세 사발로 끓여, 농즙(濃汁)을 만든 다음 꿀을 부어 졸인다. 졸인 후 풀처럼 되거든, 뽕가루를 섞어 녹두대(綠豆大)로 호환(糊丸 : 풀로 환을 지음)을 하여 매일 3차례 식후에 80알씩 복용한다.

   설사를 하거든 일단 중지했다가 멎은 뒤에 다시 시작하고, 이 처방에 적하수오 600g과 껍질 벗긴 백하수오 600g을 얇게 썰어 세 번 찌고 세 번 말려 제분하여, 함께 섞어 조환을 하면 더욱 좋다.

2. 효능 : 눈을 밝게 한다. 흰 머리카락이 검어진다. 보양이 된다.

변(便)이 순해진다. 장복하면 연년익수(延年益壽 : 오래산다)
한다.

13 보약 시리즈 5

✣ 내로익기환(耐老益氣丸)의 제법과 효능

마자인(麻子仁: 껍질 벗긴 쌈씨) 2되와 검은 콩 2되를 은근한
불로 볶아 보드랍게 빻아서 녹두대로 밀환을 하여, 매일 3차례 식
간(食間)에 따뜻한 물로 50알씩 먹으면, 늙지 않고 신경통도 치료
된다.

근골피육(筋骨皮肉)이 불편할 때, 사지의 굴신이 부자유스럽고,
허리와 팔다리의 동통(凍痛) 그리고 대소변의 불리(不利)에는 율
무쌀 2홉에 물 4사발을 붓고(1 대 2 비율), 이 양이 반이 되게 달
여서, 그 물을 차 마시듯이 장복하면 큰 효과를 본다.

14 보약 시리즈 6

✣ 정신환과 불로환, 환동환, 흑발환

■ **정신환(靜神丸)** : 검은깨 1되를 9번 찌고 9번 햇볕에 말려,
아주 보드랍게 빻아서 꿀 1되에 갠 다음 항아리에 담아 밀봉을 하
여 한 달을 두었다가, 하루에 3차례 식후에 1숟가락씩 끓인 물에

풀어 차 마시듯이 마신다. 술을 먹을 줄 아는 이는 술로 먹으면 더 좋고 장복하면 일체의 질병에 걸리지 않으며 늙지도 않는다.

■ **불로환**(不老丸) : 검은깨 1되, 검은콩 1되, 백복령 1되를 9번 찌고 9번 말려서 보드랍게 제분하여, 녹두대로 밀환한 것을 매 식후에 50알씩 술이나 온수 또는 술 반, 물 반으로 장복하면 늙지 않는다.

■ **환동환**(還童丸) : 검은깨 1되를 9번 찌고 9번 말린 다음 다시 잘 볶아 부드럽게 제분한 것에 대추살을 넣고 찧어 녹두대로 밀환해서, 매 식후에 술이나 온수 또는 술 반, 물 반으로 50알씩 장복을 하면 1년이면 몸에서 윤기가 나고, 2년이면 백발이 검어지고 3년이면 몸이 가벼워지고 5년이면 얼굴이 동안이 된단다.

■ **흑발환**(黑髮丸) : 봄에 갓 나온 뽕잎 1근(600g)을 말린 것과 검은깨 잔근(300g)을 3번 찌고 3번 말리고, 적하수오(赤何首烏) 껍질 벗긴 것과 검은콩 반 근을 함께 3번 찌고, 3번 말린 것에 백복령 반 근을 1번 쪄서 말린 것을 모두 함께 빻아 보드랍게 제분하고 녹두대로 밀환하여, 매 식후에 50알씩 온수로 장복하면 보양이 될 뿐만 아니라 남자는 흑발이 되고, 여자는 냉증이나 대하가 없어짐은 물론 얼굴도 예뻐진다고 한다.

15 보약 시리즈 7

✥ **당근, 사과즙 그리고 들깨죽**

1. 당근 중간치 1개와 사과 중간치 1개를 껍질째 갈아서 즙을 내고 꿀을 타서, 매 식전에 1컵씩 마시면 몸에 아주 이롭다.
2. 노인의 보신에는 들깨죽이 그만이다. 들깨죽은 들깨와 멥쌀을 같은 양의 물에 불렸다가 믹서로 갈아서 죽을 쑨 것이다.

16 비장과 위장에 좋은 건강환

비장이나 위장이 냉하고 무력하여 소화가 잘 안 되는 사람은 다음과 같이 건강환(乾薑丸)을 만들어 먹으면 좋다. 생강을 3~4근 사다가 바싹 말린 뒤 다시 쪘다가 바싹 말려 빻아서 가루를 만들어 생강가루 1근에 찰밥 한 사발 꼴로 섞어 짓이겨서, 녹두대로 조환을 하여 말려 두고, 매 식간에 끓인 물로 30~50알씩 먹으면 앞서 말한 증세가 낫는다.

17 송엽주 만드는 법과 효능

송엽주(松葉酒) 만드는 법은 다음과 같다. 새로 돋아 나온 적송(赤松) 나무의 솔잎을 따다가, 물에 씻으면서 잎받침을 따 버리고, 가위나 작두로 3등분하여 항아리나 독에 넣고 끓는 물을 부어 2, 3일 두었다가 솔잎을 꺼내 버리고, 그 물만 다시 항아리나 독에 붓는다.

그리고 그 위에 찹쌀을 빻아 누룩가루와 섞어서 넣고 밀봉하여, 서늘한 곳에 3∼6개월간 두면 술이 익는다. 다른 방법으로는 앞서 처음 말한 바와 같이, 솔잎을 다듬어 항아리나 독에 얇게 펴서 넣고 그 위에 설탕을 끼얹기를 되풀이하여, 항아리나 독의 어깨쯤 찼을 때에 솔잎이 잠길 만큼 소주를 부어 밀봉한다. 이것을 서늘한 곳에 6개월 이상 두었다가 솔잎을 꺼내고 날마다 소주잔으로 1잔씩 3, 4회 식후와 취침 전에 마시면 신경통, 류머티스를 포함하여 동맥경화, 심장병 예방에도 좋은 효과를 얻을 수 있다고 한다.

⬧ 송엽환의 효능

예전에 생식을 하던 이들은 솔잎을 잘게 썬 것 한 줌과 생콩(서목태: 쥐눈이콩) 한 줌을 냉수로 마시고도 살았다. 콩에 식물성 지방과 단백질이 많다는 것은 널리 알려진 것이지만, 솔잎에 사람에게 이로운 물질이 함유되어 있다는 것은 미처 모르고 있는 게 사실이다.

솔잎을 그늘에 말려 가루를 만들어(시중에서 팔고 있음) 녹두대로 밀환(松葉丸)을 해 두고 아침, 점심, 저녁의 식전에 그리고 취침 전에 술 반, 물 반으로 30알씩 장복을 하면 마음이 안정되고, 간이 튼튼해지고, 보양이 되고, 이목이 밝아진다. 새치도 없어지고 머리가 희게 되는 것을 막아 주며, 검은 머리에 윤기가 흐르게 되기도 한다.

18 쌀겨기름 만들기

  사발에 창호지를 덮고 실로 단단히 동여맨 다음, 창호지에 바늘로 많은 구멍을 낸다. 그리고는 그 위에 쌀겨를 고봉으로 수북이 얹고 숯불을 하나 올려놓는다.

  이렇게 하면 쌀겨가 타 들어가면서 기름이 나와 구멍으로 떨어진다. 쌀겨에 붙은 불이 창호지에 옮겨 붙기 전에 종이를 들어내면 사발 안에 쌀겨기름(米糠油)이 괴어 있다. 이 쌀겨기름을 머리밑에 문질러 바르면, 머리가 빠지는 것을 막을 수가 있다.

19 여름철에 대비하는 청량음료

1. 큰 배(梨) 20∼30개를 껍질을 벗기고 통째로 짓찧어 즙을 낸 다음, 같은 무게의 흑설탕을 넣고, 멀건 죽(미음)이 될 때까지 끓여 냉장고에 보관해 두고, 한 숟가락씩 끓인 물에 타서 마시면, 향기롭고 달콤하여 여름철 더위를 해소시켜 주며, 담습을 제거시켜 준다.

2. 매실을 씻어 물기를 뺀 다음, 입이 큰 유리병에 팥 시루떡을 앉히듯이 매실 한 켜를 놓고 그 위에 흑설탕을 덮고, 또 매실 한 켜를 놓고 흑설탕을 덮는 식으로 하여 항아리나 병이 차면, 그 위에 식초를 부어 매실이 잠기게 한 다음 뚜껑을 닫되, 밀폐는 하지 말고 그늘진 곳에 두었다가 한여름 더울 때에 적당히 희

석하여 차게 마시면, 아주 좋은 정혈(精血), 청량음료가 된다.

20 오리발탕

　민간요법에서는 오리의 발(鴨足: 압족)을 '고창병'이라고 하는 복수(腹水)가 차는 병증에 이용한다. 오리에는 청둥오리, 바다오리, 집오리 등 여러 종류가 있으나, 대게는 시장에 가서 사다가 쓴다. 오리를 사다가 몸통은 삶아 먹고, 무릎 밑 다리(발)만 잘라서 고아 국물을 마시거나 그것으로 죽을 쑤어 먹는다.

　오리 고기를 파는 가게에 부탁해서, 다리(발)만 모아 달래도 된다. 약탕관에 오리발과 물을 적당히 붓고 중불로 서서히 끓여 국물이 진하게 달여졌을 때에, 그 국물을 마시거나 그 물로 죽을 쑤어 먹는다.

　국물은 하루에 3, 4회, 한 번에 1컵씩 마시는 것이지만, 죽을 쑤어 먹을 때에는 3끼니 식사로 먹는다. 국물은 식사 전 30분에 마시는 것이 좋으며, 이뇨 작용이 탁월하여 복수(고창증)를 해소시켜 주고 습성(참출성) 늑막염에도 효험이 있다.

21 오매주의 효능

　매실을 소금으로 절여서 바싹 말린 것을 오매(烏梅)라고 하는데 오매는 꿀에 재워 오래 보관할 수가 있다. 또 이것을 술에 담그면 오매주가 되는데, 오매주는 풍습 마비증과 반신불수, 신경통을 치료하는 데 도움이 되고, 토사를 멎게 하며, 모든 이질을 치료하는 데 유효하다. 오매주을 자주 마시면 방역(防疫)이 된다.

22 오이 물 받는 법과 저장법 그리고 그 효능

오이 덩굴을 뿌리에서 30∼50cm쯤에서 자르고, 뿌리 쪽의 자른 덩굴 끝을 병 속에 넣고 고정시켜 두면, 뿌리 쪽 덩굴에서 물이 올라와 병 속에 괴게 된다. 이때에는 병 속에 불순물이 들어가지 않도록 병 주둥이 빈 자리를 탈지면으로 막아 둔다.

이 오이물은 수세미물보다 더 좋은 미용 효과를 나타낸다. 이것을 냉장고에 보관해 두고 쓰면 되는데, 장기간 보관하기 위해서는 오이물 1800cc에 대하여 알코올을 50cc쯤 섞어 두면 된다. 또 오이물 1800cc에 붕산 10g을 타서 잘 녹여 두면, 더할 나위 없는 좋은 화장수가 된다.

23 오이탕

오이탕이란 오이를 끓인 국물을 가리키는 말이다. 여름철에 가정에서 흔히 먹고 있는 오이냉국과는 달리 오이를 솥에 넣고 물을 부어 달인 국물을 말하는 것인데, 이뇨 효과가 강하여 신장질환이나 그 밖에 비뇨기 계통의 질환에 좋은 효과를 나타낸다.

오이탕과 오이즙의 효과를 정리해 보면 다음과 같다.

1. 이뇨 작용이 강하여, 부기를 빼고 신장질환을 치료해 준다.

2. 신장염이나 임질(淋疾)에도 효과가 있다.

3. 오이잎을 짠 즙은 생모(生毛, 發毛) 작용을 하고, 땀띠를 낫게 해 준다.

4. 오이탕이나 오이즙은 피부 미용에 좋다.

✥ 오이탕 만드는 법

오이를 둘로 쪼개어 씨를 제거하고 그늘에 말려 두었다가 100g 정도씩 약탕관에 넣고, 물을 700cc쯤 부어 천천히 달인다. 이때에 쓰는 오이는 약간 덜 익은 것이 좋다.너무 익은 것이나 너무 어린 것은 적합하지 않다.

대개의 소화기 계통의 약이 그러하듯이, 오이탕도 하루에 3~4회, 한 번에 50~60cc씩 식전에 마시는 것이 좋다. 그러나 오이지, 오이김치, 오이냉국 등은 반찬으로 먹는다. 그 밖에 오이즙을 화장수로 얼굴에 바르면 얼굴 피부가 고와진다.

24 오정환

오정환(五精丸)의 제법과 복용법 및 효능은 다음과 같다.

1. 제법과 복용법

아래의 5가지를 각각 300g씩 빻아 가루를 내고, 여기에 씨를
빼낸 후 말린 대추 2되를 역시 제분하여 한데 섞어서, 녹두대
(綠豆大)로 밀환(꿀을 타서 환을 지음)하여 두고, 하루 3번 매
식전에 묽은 소금물이나 온수로 40～50알씩 먹는다.

① 감인 - 가시연밥의 껍질을 벗겨 말린 것.

② 연자육(蓮子肉) - 연밥의 껍질을 벗기고 내심(內芯)을 뺀 다
음 볶은 것.

③ 백복령(白茯苓) - 2시간 말린 것.

④ 율무쌀(薏苡仁) - 쪄서 말린 것.

⑤ 산약(山藥) - 마의 껍질을 벗겨서 쪄 말린 것.

2. 효능

남자들의 음위(陰痿), 조루(朝漏), 유정(遺精), 발기부전 등과
여성들의 적백대하 및 기혈허약(氣血虛弱)에 아주 좋다.

25 요통의 원인과 그 대책

요통에는 허리 근육이나 척추에서 오는 통증과 내장의 질병에
서 오는 통증이 있는데, 이것을 나누어서 설명해 보기로 한다.

1. 허리 근육과 척추에서 오는 통증: 허리는 무거운 몸을 지탱하
는 중심일 뿐만 아니라, 모든 동작을 하는 중심이기도 하다. 흉추

(胸椎)는 양쪽을 늑골이 둘러싸고 있으므로, 비교적 장해를 받지 않으나, 경추(頸椎: 목뼈)와 요추(腰椎: 천추 위에 있는 5개의 뼈)는 양쪽이 근육뿐인 데다가 자주 움직이기 때문에 고장도 잦다고 할 수 있다.

척추(脊椎)는 호박(琥珀) 같은 뼈가 근육과 인대(힘줄)로 연결되어 있으며, 추골(椎骨: 등뼈)과 추골 사이는 관절과 같은 모양으로 되어 있다. 또한 척추 사이에는 연골이 있는데, 이것을 추간판(椎間板)이라고 하며, 여기서 충격을 완화시켜 준다. 게다가 이 척추와 척추 사이로는 대뇌로부터 척추의 중앙을 통해 나온 신경이 연결되어 신체 각 부위로 뻗어 나가고 있는 것이다.

요추로부터는 양하지(兩下肢)로 나가는 좌골신경이 나와 있기 때문에, 요추와 요추 사이에 이상이 생기면, 허리에서 발쪽으로 울리는 통증이 통해서, 심한 장해가 있는 경우에는 운동신경까지도 마비되어 버린다.

젊은이가 요통을 느끼는 경우는 대개 근육의 피로가 원인일 때가 많아 내버려 둬도 곧 통증은 없어진다. 그리고 갑자기 무거운 것을 들어 올리거나, 몸을 뒤틀거나 했을 때 심한 요통을 일으키는 수가 있다.

여성의 경우 임신 후반기나 분만 후는 골반의 결합부 인대가 늘어져 있으므로, 약간만 몸을 뒤틀어도 요통을 일으키는 수가 있다.

처음에는 움직일 수 없을 만큼 아프지만, 발이나 장단지가 아프지 않는 때는 요추나 골반의 일종의 염좌로서, 인대나 근육의 뼈에서의 이탈이나 출혈, 염증에 의한 것이므로 뼈에는 이상이 없다. 이것은 예부터 흔히 일러 내려오는 허리를 삐끗한 증상으로서, 내버려 둬도 2~3일이면 덜하고 2주일이면 통증이 없어진다. 처음에는 콜드파스를 붙이고 3, 4일부터는 핫파스를 붙이고 안정을 취하면 된다.

그래도 별 효과가 없을 때에는, 겨자 가루를 반죽하여 유지(油紙)에 펴서 허리에 붙이면 통증이 완화된다.

26 이에 관한 모든 것

젊을 적에는 희던 이(齒)가 차차 나이가 듦에 따라 누렇게 변하고 충치, 풍치, 치수염, 치조농 등으로, 찬 것이나 뜨거운 것을 먹을 때 고통을 받기도 하고, 욱신욱신 쑤셔서 잠을 이루지 못하는 경우가 있는가 하면, 열이 나는 수도 있다.

1. 치수염(齒髓炎): 찬바람이나 찬물 또는 뜨거운 물이 스며서, 이가 시리고 욱신욱신 아프며, 때로는 열이 나고 잇몸이 붓기도 한다. 속히 치과에 가는 게 좋지만, 가정에서의 응급 처치나 민간요법으로는 다음과 같은 방법들이 있다.

① 박하 잎을 짓찧어 뭉쳐서 아픈 이 사이에 넣고 문다.

② 가지 꼭지를 삶은 물로 양치질을 한다.

③ 수선화 뿌리를 갈아서 거즈에 펴서, 아픈 부위의 볼에 붙여 본다.

④ 무즙에 밀가루를 개어 아픈 이 사이에 넣고 문다.

⑤ 별꽃을 음건(陰乾: 응달에서 말림)한 것을 달여 소금을 타서

양치질을 한다.

⑥ 석류 껍질을 달인 물로 양치질을 한다.

⑦ 식초에 소금을 타고 물을 부어 묽게 희석한 것이나, 초결명을 달인 물을 머금고 있으면 통증이 멎는다.

⑧ 사철쑥을 찧어 뭉쳐서 물고 있으면 통증이 멎는다.

⑨ 매실절임을 까맣게 볶아서 거즈에 발라 볼에 붙이면, 진통이 완화된다.

⑩ 토란 파스터를 붙여도 효과가 있다.

⑪ 결명자를 볶아 달여서 물빛이 커피색이 된 것을 10분마다 1번씩 머금고 있으면 통증이 없어진다.

⑫ 평소에 굵은 소금(天日鹽: 천일염)으로 양치질을 하고 있으면, 치통이 예방된다.

⑬ 오가피와 그 뿌리에 포도나무 뿌리를 함께 달인 물을 머금고 있다가, 다시 그 물로 양치질을 하면 낫는다.

⑭ 솔잎이나 솔방울 또는 오배자, 율무 뿌리, 백반, 생지황 등을 달인 물을 입에 머금고 있다가, 그 물로 다시 양치질을 하면 낫는다.

⑮ 오수유를 소금물에 달여, 그 물을 머금고 있으면 진통이 된다.

⑯) 팥을 진하게 달인 물에 석고 가루를 타서 머금고 있으면 진통이 된다.

⑰ 명아주 잎을 말려 달여서 그 물을 머금고 있으면 통증이 멎는다.

2. 충치(蟲齒): 위에 든 방법으로 일시적인 진통은 되어도 병원에

가서 근본적으로 치료를 하지 않으면 통증은 반복되는 수가 있다.

3. 풍치(風齒): 흔치 치조농으로 인한 치수염을 풍치라고 한다. 충치는 아닌데 이가 아픈 것은 대개 잇몸이 부어 있을 때이다. 이때에는 거의가 다 이뿌리에 농포(고름주머니)가 생겨 있거나 치수(치강 속에 가득 들어 있는 연하고 부드러운 조직)에 탈이 생긴 것이다. 치과에 가서 농포를 제거하거나 염증을 없애야 하지만 손가락 끝으로 아픈 부위의 뺨을 톡톡 두드려 주면, 초기 증상일 때는 낫는다. 이것이 바로 고치법(叩齒法)이라고 하여 예부터 전해 오는 방법이다.

4. 누런 이를 하얗게 하고 싶을 때: 다음과 같은 방법이 있다.

① 상추 잎과 뿌리를 깨끗이 씻어 말려서 빻아 가루로 만들어, 치약에 섞어 이를 닦으면 이가 희어진다.

② 귀사문석(貴蛇紋石) 가루를 치약에 묻혀 이를 닦으면 누렇던 이가 희어진다.

③ 옥시풀(과산화수소)로 이를 닦아도 희어진다.

5. 이나 어금니가 쑤실 때

① 날콩을 씹어 보거나 초결명을 달여, 그 물을 머금고 있으면 낫는다.

② 무 씨를 갈아서 젖(人乳)에 개어, 아픈 이 반대쪽 콧구멍(오른쪽 어금니가 아프면 왼쪽 콧구멍에) 속에 1~2방울 떨어뜨리면 신기하게 낫는다.

다음과 같은 식품들은 신장염, 방광염이나 그로 인한 소변불리, 신장결석, 당뇨병, 설사, 이질 등에 반드시 쓰이는 이뇨제인데, 제법 효험도 있다.

1. 여름철에 나는 과일이나 죽순, 죽여, 죽력 그리고 목통(으름덩굴) 등등.

2. 수박, 오이, 참외는 물론 수박껍데기, 참외나 오이껍데기, 옥수수, 옥수수의 수염(옥발) 등등. 그러므로 이것들을 말려 두었다가 달여 마시면, 이뇨 효과를 볼 수가 있다. 따라서 위에서 든 여러 가지 병에는 이들을 달여 수시로 마시면 효과를 본다.

3. 이질에는 옥수숫대의 껍질을 벗긴 속(희고 스펀지 같은 부분)을 태워 재를 만들고 소금을 약간 섞어서, 매일 조석으로 식전에 8g씩 온수(溫水)로 복용하고, 곱똥을 눌 때에는 이 재를 소주로 며칠 계속 복용하면 낫는다.

4. 고혈압에는 뽕잎을 말려 두고 차 달이듯이 달여 하루에 5, 6번씩 마셔도 효과가 있고, 백출을 달여 장복을 해도 되며, 냉이를 날마다 달여 마셔도 효험이 있다. 이 모두가 좋은 이뇨제이다. 그 밖에 도꼬마리 씨를 조금 볶아 갈아서 3~5g씩 먹는 방법도 있다. 신경성 고혈압에는 구기자 36g에 창출 8g을 달여서 차 마시듯이 마셔 보시라.

5. 방광염에는 다음과 같은 방법들이 있다.

① 곶감 5~6개에 검은깨 4g을 2홉 물이 반이 되게 달여, 하루

에 3번씩 마시기를 계속한다.

② 석위(石葦: 고사리과에 속하는 양치 상록 식물) 잎 음건한 것 3장을 2홉 물이 반이 되게 달여 하루에 3번씩 마시기를 계속한다.

③ 댑싸리나 그 씨를 달여서 마셔 보시라.

④ 방기(防己) 4g에 감초를 조금 넣고 3홉 물이 2홉이 되게 약한 불로 달여서 하루에 3번씩 마신다.

⑤ 하고초의 꽃술을 하루에 10~20g씩 달여 먹어 보시라.

⑥ 삼백초를 달여서, 날마다 차 마시듯이 복용하는 방법도 있다.

28 잘못 먹으면 낙태할 위험이 있는 엿기름

옛날에는 최생(催生 : 태아의 해산을 재촉하는 것)하는 데와 임신부가 병으로 태아를 떨어뜨리려고 할 때에, 엿기름 40g을 적당한 양의 물에 달여 마셨다고 전해진다.

29 정력 보강죽과 구급 식량

1. 쌀과 율무를 반반으로 섞어 묽게 죽을 쑤어, 식전과 취침 전에 한 공기씩 장복을 하면, 심기(心氣)가 보강되고 신장이 강화된다. 또한 눈과 귀가 밝아지고 남자는 조루가 방지되고, 여자는

대하를 예방·치료할 수 있다.

2. 쌀 1되에 고량주 3되의 비율로, 쌀을 고량주에 하룻밤 담가 두었다가 말린 뒤에, 다시 담가 두었다가 말리기를 7번 되풀이한다. 이를 잘 보관해 두었다가 급할 때에 한 줌씩 먹으면, 하루 종일 견딜 수 있다. 또한 이것으로 풍습(風濕)이나 한열(寒熱) 등 잡병을 예방할 수 있다. 옛날에는 등산, 여행, 행군, 탐험 그리고 흉년이나 피난 때의 구급 식량으로 요긴하게 쓰였다.

30 정력증진 보건음료

『약이 되는 식물』에 "달래는 장염, 위암, 불면증 등에 좋다"고 나와 있고, 또 『속방(俗方)』에는 "복수(腹水)에 달래 뿌리를 짓찧어 발바닥에 붙이면 효과가 있다."고 나와 있다.

그리고 옛날부터 달래를 먹으면 잠이 잘 오고, 정력을 돕는다고 전해져 내려오고 있다. 달래의 인경(비늘 줄기)과 수염뿌리를 함께 물에 씻어, 소주에 담가 두었다가 15일쯤 지나서부터, 반주로 조금씩 마시면 몸에 힘이 생긴다고 한다.

31 청뇌명목침 제법과 효능

청뇌명목침(淸腦明目枕)에 대한 제법과 효능은 다음과 같다.

1. 재료와 제법 : 메밀껍질, 검은콩 껍질, 녹두 껍질, 감국(甘菊:
   꽃송이가 작고 노란 국화꽃 말린 것), 결명자를 각각 같은 분량
   을 베갯속으로 넣어 베개를 만든다.
2. 효능 : 머리의 열을 제거해 준다. 사람은 두한족온(頭寒足溫)
   이라고, 머리는 차게 하고 발은 따뜻하게 하는 것이 좋은 것으
   로 되어 있다. 따라서 이것을 오랫동안 베고 자면, 뇌가 맑아지
   고 눈이 밝아진다.

※ 검은콩과 녹두는 물에 불렸다가 치대면 껍질이 잘 벗겨진다.
결명자는 그냥 쓴다.

㉜ 토계탕 만드는 법

토계탕(土鷄湯)이란 토란에 닭을 넣어 푹 고은 탕(국)을 가리키
는 말이다. 보신용으로 흔히 먹으며, 특히 위장기능을 강화시켜 주
는 효과가 있는 것으로 알려져 있다.

토란은 밭에 심으면 땅 속에 살이 많은 감자 같은 알뿌리가 생
기는데, 이것에도 여러 종류가 있으나, 약효에는 별 차이가 없는
것으로 알려져 있다.

토계탕은 닭의 내장을 모두 빼어 버리고 깨끗이 씻은 토란 100g
을 그 뱃속에 넣고, 이쑤시개로 꿰맨 다음 뼈와 고기가 따로 떨어
질 정도로 푹 고아서 그 국물을 마시는데, 고기와 토란도 다 먹어
도 된다.

국물만 마실 때는 하루에 3~4회 한 번에 1컵씩 식전 30분에 마시고, 고기와 토란을 같이 먹을 때는 끼니로 대용해도 된다. 단 과식하지 않도록 주의하시라. 그리고 이것은 특히 부인병에 효험이 있는 것으로 알려져 있다.

1. 부인들이 아랫배가 아플 때 끓여 먹으면 직통이라고 전해지고 있다.
2. 해열제로, 해갈제로, 위장기능 강화제로, 그 밖에 변비에도 좋은 것으로 알려져 있다.

33 포도로 만드는 음료

1. 잘 익은 포도 15kg을 깨끗이 씻은 다음 즙을 짜고, 5kg의 흑설탕을 타서 끓여 조청을 만들어, 냉장고에 보관해 두고 수시로 한 숟가락씩 더운 물에 타서 마시면 보양, 보혈에 아주 좋다.
2. 잘 익은 포도즙, 연근즙, 생지황즙, 꿀을 각각 5홉에 흑설탕 1홉을 잘 섞어서 항아리에 담고 찜통에 넣어서 3시간을 찐 다음, 밀봉하여 바람이 잘 통하는 곳에 두고, 날마다 수시로 한 숟가락씩 끓인 물에 타 마시면 안 늙는다.

34 포도약주

잘 익은 포도 40kg을 잘 으깨고 설탕 12kg을 섞어서 독에 넣고, 공기가 통하지 않도록 밀봉해서, 그늘진 곳에 오래도록 놓아 둔다. 최소 6개월이 지난 뒤부터 식전, 식후에 술잔으로 하나씩 먹으면 생혈, 조혈, 보양에 많은 도움이 된다.

이 포도약주는 오래된 것일수록 좋다. 10년 이상 묵힌 것이라면 가히 장생불로주란 이름을 붙여도 될 정도이다. 이 술을 담을 때 술이나 알코올을 넣어서는 안 되고, 자주 열어 봐서도 안 된다.

3년이면 3년, 5년 또는 10년을 묵힐 작정으로 단단히 결심을 하고 술을 담아야지 적당히 퍼마실 양이면 그냥 포도주를 담아 먹는 게 좋다.

35 피마자유의 효능

1. 피마자유(蓖麻子油: 아주까리 기름)는 약국에서 팔고 있는데, 다음과 같은 경우에 1번에 20~30g씩 쓴다.
① 상습 변비, ② 식중독, ③ 급성 위장염, ④ 관장제로서.
2. 중풍 증세로 구안와사(口眼喎斜: 눈과 입이 삐뚤어짐)가 생겼을 때는 피마자를 짓찧어 돌아가지 않은 편에다가 붙여 주면 제자리로 돌아온다.
3. 바늘이 살에 들어가 버렸을 때는 피마자를 짓찧어 붙여 두면 저절로 나온다고 한다.
4. 얼굴이나 손에 난 사마귀나 작은 혹 같은 것은 피마자유를 바

르고 여러 번 문지르다가 보면 대개 3~6주 안에 없어진다고
한다.

36 환자에게 음식을 먹이는 기본적인 방법

　누구나 음식을 "잘 씹어서 먹어라"는 소리는 어릴 때부터 들어
온 터이다. 그러나 실제로 그것을 실천하고 있는 사람은 드물다.
급하다고, 맛있다고, 배고프다고, 이런저런 이유로 한 숟가락 떠
넣고는 몇 번 씹는 둥 마는 둥 하고는 그만 삼켜 버린다.
　야문 것, 질긴 것들도 대충대충 씹어서 삼켜 버리므로, 위나 장에
서 이것을 소화시키자니 죽을 지경이 아니겠는가? 그래서 위장이
약해지고 소화불량이 되어, 위장병이 생기며 건강을 해치게 된다.
　요는 음식을 잘 씹지 않는 데에서 탈이 생기는 것이다. 무엇이
나 100번씩 씹어서 삼키라고 가르치고 있지만, 실제로는 30~40
번만 씹어도 다 죽이 되고 만다.
　하나, 둘…… 하고 세어가면서 씹어도 30번만 씹으면 더 씹을
것이 없어지는 게 보통이다. 아무튼 입 안에서 완전히 미음이 될
때까지만 씹어서 삼키게 되면, 소화불량이나 위장장해, 위병, 심지
어는 무섭고도 흔한 위암 따위는 생기지 않는다.
　흔히 얼마나 먹어야 되느냐고 먹는 양을 묻는 이가 있는데, 영
양학적인 칼로리로 따진다면, 산술적인 숫자로 말할 수도 있지만
사람은 기계가 아니므로 개인차가 있게 마련이다.

근심, 걱정이 있거나 속이 상했을 때, 또는 슬플 때에는 입맛이 떨어지기도 하고, 땀을 많이 흘렸을 때에는 많이 먹히게 마련이다. 그러므로 그때의 상태에 따라 배가 약간 덜 차게, 조금 더 먹었으면 싶을 때에 숟가락을 놓는 게 가장 좋다.

현미밥이면 한 공기, 국이나 찌개도 그 정도가 알맞다.

반찬은 현미밥일 때는 흰쌀밥 때처럼 많이 필요치가 않다. 밥 위에 깨소금을 끼얹어 잘 섞어서 많이 씹어 먹어 보면 단맛이 생겨 먹기가 좋고 뱃속이 편하며 묵직하게 안정감이 생긴다. 그래서 흰쌀밥을 먹을 때처럼 여러 가지 반찬을 늘어놓아도 먹을 겨를이 없다.

그러나 먹는 양은 사람에 따라 다르다. 얼마라고 굳이 정해 놓고 먹을 필요는 없다. 잘 씹어서 배가 80%쯤 찰 때까지 입 안에서 완전히 미음을 만들어 삼키도록 버릇을 들여야 한다.

반찬도 흰쌀밥 때처럼 많이 먹을 필요는 없으나, 현미밥을 잘 씹어 먹어 보고 그에 알맞은 균형 잡힌 반찬을, 배가 약간 덜 차게 먹으면 된다. 이것이 철칙이고 기본이다.

때에 따라 식욕이 없는 수가 있으니, 이럴 때에는 억지로 먹으려 하지 말고, 깨소금을 뿌린 현미밥을 잘 씹어 삼키고 반찬은 멸치볶음이나 된장찌개, 김치, 정도로도 충분히 견딜 수가 있다. 특히 환자는 식이요법을 실시하는 기초 위에 약을 써야 효과가 나타난다. 이러한 가운데 치료에 힘쓴다면 건강은 곧 회복될 것이다.

몸에 좋은 자연요법

초판 1쇄 발행 / 2006년 8월 5일
지은이 / 김창무
발행처 / 지혜의나무
발행인 / 이의성
등록번호 / 제1-2492호
등록일자 / 1999년 5월 10일
주소 / 서울 종로구 관훈동 198-16 남도빌딩 3층
전화 / 02-730-2211, 팩스 02-730-2210

ⓒ 김창무

ISBN 89-89182-51-4 (03510)
ISBN 89-89182-50-6 (세트)